医非物质文化遗产临床经典名著

伤寒论大方图解
金匮要略大方图解

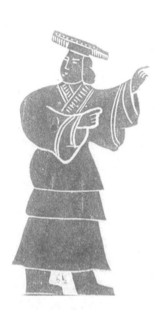

清·何贵孚 **著**

宋白杨 **校注**

中国医药科技出版社

图书在版编目（CIP）数据

伤寒论大方图解；金匮要略大方图解／（清）何贵孚著；宋白杨校注． —— 北京：中国医药科技出版社，2025. 5. —— （中医非物质文化遗产临床经典名著）.
ISBN 978-7-5214-5238-9

Ⅰ．R222. 2-64；R222. 3-64

中国国家版本馆 CIP 数据核字第 2025HG6177 号

美术编辑　陈君杞
版式设计　诚达誉高

出版　**中国健康传媒集团**｜中国医药科技出版社
地址　北京市海淀区文慧园北路甲 22 号
邮编　100082
电话　发行：010 - 62227427　邮购：010 - 62236938
网址　www. cmstp. com
规格　710×1020mm ⅟₁₆
印张　7¾
字数　126 千字
版次　2025 年 5 月第 1 版
印次　2025 年 5 月第 1 次印刷
印刷　北京盛通印刷股份有限公司
经销　全国各地新华书店
书号　ISBN 978 - 7 - 5214 - 5238 - 9
定价　**45. 00 元**

获取新书信息、投稿、为图书纠错，请扫码联系我们。

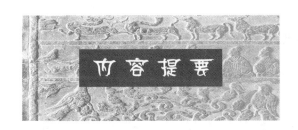

内容提要

本书为清代何贵孚所著，成书于清代道光年间。书中选取"伤寒证中素所常有，众所共知，秘不可少之方"，及《金匮要略》中易晓之方。每方先列方名，次出处及仲景原文，后为简要注释。其注多采喻嘉言《尚论篇》《医门法律》及吴谦《医宗金鉴》之说，兼采张景岳、程郊倩之论，间附己见。

《伤寒论》和《金匮要略》本为一书，合称《伤寒杂病论》。为突出原书对《伤寒论》和《金匮要略》研究的成就，本次整理将《伤寒论大方图解》和《金匮要略大方图解》并列入书名，在内容、结构上也做了相应修改，可以让读者更直观地了解该书的特色。本次整理以清代道光年间之重镌甲戌坊刻本（乙藜斋藏板）为底本，以清抄本为主校本，兼及多版校本，对原文进行了整理、校注，并在文后增加了"方剂索引"，以便于今人阅读、学习。书中的主要论述虽源自各家，但对《伤寒论》《金匮要略》方的图解却独树一帜，颇有启迪后学之意。

出版者的话

　　中国从有文献可考的夏、商、周三代，就进入了文明的时代。中国人认为自己是炎黄的子孙，若以此推算，中国的文明史可以追溯到五千年前。中华民族崇尚自然，形成了"天人合一"的信仰，中医学就是在这种信仰的基础上产生的一种传统医学。

　　中医的起源可以追溯到炎帝、黄帝时期，根据考古、文献记载和传说，炎帝神农氏发明了用药物治病，黄帝轩辕氏创造脏腑经脉知识，炎帝和黄帝不仅是中华民族的始祖，也是中医的缔造者。

　　大约在公元前 1600 年，商代的伊尹发明了用"汤液"治病，即根据不同的证候把药物组合在一起治疗疾病，后世称这种"汤液"为"方剂"，这种治病方法一直延续到现在。由此可见，中华民族早在 3700 多年前就发明了把各种药物组合为"方剂"治疗疾病，实在令人惊叹！商代的彭祖用养生的方法防治疾病，中国人重视养生的传统至今深入民心。根据西汉司马迁《史记》的记载，春秋战国时期的秦越人扁鹊善于诊脉和针灸，西汉仓公淳于意善于辨证施治。这些世代传承积累的医药知识，到了西汉时期已蔚为大观。汉文帝下诏命刘向等一批学者整理全国的图书，整理后的图书分为六大类，即六艺、诸子、诗赋、兵书、术数、方技，方技即医学。刘向等校书，前后历时 27 年，是对中国历史文献最为壮观的结集、整理、研究，真正起到了上对古人、下对子孙后代的承前启后的作用。后之学者，欲考中国学术的源流，可以此为纲鉴。

这些记载各种医学知识的医籍，传之后世，被遵为经典。医经中的《黄帝内经》，记述了生命、疾病、诊疗、药物、针灸、养生的原理，是中医学理论体系形成的标志。这部著作流传了2000多年，到现在，仍被视为学习中医的必读之书，且早在7世纪，就传播到了周边一些国家和地区，近代以来，更是被翻译成多种语言，在世界许多国家广泛传播。

经方医籍中记载了大量以方治病和药物的知识，其中有《汤液经法》一书，相传是伊尹所作。东汉时期，人们把用药的知识编纂为一部著作，称《神农本草经》，其中记载了365种药物的药性、产地、采收、加工和主治等，是现代中药学的起源。中国历代政府重视对药物进行整理规范，著名的如唐代的《新修本草》、宋代的《证类本草》，到了明代，著名医学家李时珍历经近30年研究，编撰了《本草纲目》一书，在世界各国产生了广泛影响。

东汉时期的张仲景，对医经、经方进行总结，创造了"六经辨证"的理论方法，编撰了《伤寒杂病论》，成为中医临床学的奠基人，至今仍是指导中医临床的重要文献。这部著作早在公元700年左右就传到日本等国家和地区，一直受到重视。

西晋时期，皇甫谧将《素问》《针经》和《黄帝明堂经》进行整理，编纂了《针灸甲乙经》，系统地记录了针灸的理论与实践，成为学习针灸的经典必读之书，一直传承到现在。这部著作也被翻译成多种语言，在世界各地广泛传播。

中医学在数千年的发展历程中，创造积累了丰富的医学理论与实践经验，仅就文献而言，保存下来的中医古籍就有1万余种。中医学独特的思想与实践，在人类社会关注健康、重视保护文化多样性和非物质文化遗产的背景下，显现出更加旺盛的生命力。

中医药学与中华民族所有的知识一样，是"究天人之际"的学问，所以，中国的学者们信守着"究天人之际，通古今之变，成一家之言"的至理。《素问·著至教论》记载黄帝与雷公讨论医道说："而道，上知天文，下知地理，中知人事，可以长久。以教众庶，亦不疑殆。医道论篇，可传后世，可以为宝。"这段话道出了中医学的本质。中医是医道，医道是文化、是智慧，《黄帝内经》中记载的都是医道。医道是究天人之际的学问，天不变，道亦不变，故可以长久，可以传之后世，可以为万世之宝。

医道可以长久，在医道指导下的医疗实践，也可以长久。故《黄帝内经》中的诊法、刺法可以用，《伤寒论》《金匮要略》《备急千金要方》《外台秘要》的医方今天亦可以用，《神农本草经》《证类本草》《本草纲目》的药今天仍可以用。

或许要问，时间太久了，没有发展吗？不需要创新吗？其实，求新是中华民族一贯的追求。如《礼记·大学》说："苟日新，日日新，又日新。"清人钱大昕有一部书叫《十驾斋养新录》，他以咏芭蕉的诗句解释"养新"之义说："芭蕉心尽展新枝，新卷新心暗已随，愿学新心养新德，长随新叶起新知。"原来新知是"养"出来的。

中华民族"和实生物，同则不继"的思想智慧，与当今国际社会提出的保护和促进文化多样性、保护人类的非物质文化遗产的需求相呼应。世界卫生组织 2000 年发布的《传统医学研究和评价方法指导总则》中，将"传统医学"定义为"在维护健康以及预防、诊断、改善或治疗身心疾病方面使用的各种以不同文化所特有的理论、信仰和经验为基础的知识、技能和实践的总和"，点明了文化是传统医学的根基。习近平总书记深刻指出："中医药学是中国古代科学的瑰宝，也是打开中华文明宝库的钥匙。"这套丛书的整理出版，也是为了打磨好中医药学这把钥匙，以期打开中华文明这个宝库。

希望这套书的再版，能够带您回归经典，重温中医智慧，获得启示，增添助力！

中国医药科技出版社
2024 年 3 月

校注说明

本书为清代何贵孚著，成书于清代道光年间。何贵孚，山东菏泽人，生平不可考。仅知其于道光三年至十年（1823—1830）在甘肃临泽做通判。书中的主要论述虽源自各家，如喻嘉言《尚论篇》《医门法律》及吴谦《医宗金鉴》之说，并兼采张景岳、程郊倩之论，但对《伤寒论》《金匮要略》方的图解却独树一帜，颇有启迪后学之意。

何贵孚认为，《伤寒论》和《金匮要略》原本一书，即张仲景的《伤寒杂病论》，因此只将《伤寒论大方图解》作为书名，而未提及《金匮要略大方图解》。实际上，这两部分均为本书的重要组成部分。原书分为上、下两卷。上卷选注《伤寒论》桂枝汤等28方（其中，茵陈五苓散内容见五苓散中，人参白虎汤内容见白虎汤中），绘图25幅，另附舌苔图6幅。下卷选注《伤寒论》18方、《金匮要略》13方，绘图29幅；末尾附《金匮要略大方图解》。注释后之图解，在身形图中绘以有关病证所涉及的脏腑、经络，明其病因病机。据其自序中所述，不同病因用不同颜色区别，如黑为寒邪，红属火邪，蓝为风邪，紫系瘀血，绿为水饮，黄色为痰，风寒并至用蓝色和淡墨。可惜刻本中的图片并未保留这些颜色，只能通过图片旁的注释文字略窥一二。

本书存世版本较少，据《新编中国中医古籍总目》记载，仅存一种刻本和一种抄本。清代道光癸巳年（1833）重镌甲戌坊刻本（乙藜斋藏板），藏于中国中医科学院图书馆和中国中医科学院中国医史文献研究所图书资料室。清代抄本藏于成都中医药大学图书馆。本次整理以中国中医科学院中国医史文献研究所图书资料室藏本为底本（简称"底本"），以成都中医药大学图书馆藏本为主校本（简称"清抄本"），以《医宗金鉴》《医方集解》《医门法律》《金匮要略》《本草纲目》等书为参校本，同时参考曲丽芳等校注的《伤寒论大方图解》进行整理、校注。具体校勘原则如下。

（1）为突出原书对《伤寒论》和《金匮要略》研究的成就，让读者更为直观地了解原书的特色，本次整理在结构上将《伤寒论大方图解》和《金匮要略大方图解》并列，《伤寒论大方图解》仍保留上、下卷，目录按照此规则作相应修改。

（2）本书采用简体横排，现代标点。

（3）凡底本不误而校本有误者，遵从底本，不改不注。若底本有错、脱、衍、倒文，致文理不通、医理有误者，据校本改正并加注说明。底本与校本的文字难以判定正误、可两存其义者，出校以供对照。

（4）原底本中的双行小字，统一改为单行小字。

（5）若因版式变更造成文字含义变化者，依现代排版予以改正。如书中的"右""左"两字，斟酌其文义，凡表示前文的"右"字则改为"上"，表示下文的"左"字则改为"下"，不另出注。

（6）书中引用方剂的剂量和炮制方法与《伤寒论》和《金匮要略》有部分区别，为保留原书特色不出校。

（7）文中引用《医宗金鉴》《医方集解》等书的内容较多，引用时并非一字不差，对于引用时以同义词替换或者内容节选等情况，此类问题不出注，只在引用可能有误时出注说明。

（8）底本中的中药名称统一为现代通用名，不出校记。例如"栝蒌"和"括蒌"改作"栝楼"，"欵冬"改作"款冬"，"黄耆"改作"黄芪"，"黄蘗"改作"黄柏"，"䗪虫"改作"虻虫"，"梹榔"改作"槟榔"等。

（9）凡底本中出现的异体字、通假字、古今字等，均据文义径改为正字，一般不出注，如"衮"改为"衷"，"藉"改为"借"，"稾"改为"槁"。凡例中特殊说明了某些异体字"引用原文悉照古本"，但为便于今人阅读，本次校注结合文义径改为正字，如"内"改为"纳"，"痢"改为"利"等。古本用词与今用有异者，径改为正字，如"胎"

改为"苔","腕"改为"脘","巅"改为"颠"等。原书中相、像和象三字不分，现据现代习惯用法改成相应正字。

（10）一些特殊情况的处理：关于"温疫"与"瘟疫"，当"温"代表《温疫论》一书时，原字不改；当"温"代表传染性疾病时，改为"瘟"。关于"利"和"痢"，当不能明确区分时，仍按照原书中的文字。

（11）底本目录与正文有出入者，均据正文径改。

（12）凡属书名或篇名者，加书名号，不出注。

（13）疑底本有脱文者，根据字数，以相应数量的"□"代之，不出注。

（14）重绘插图，图题列于图下。正文中对插图的注解内容，亦按照现代出版要求，置于图题下。图中的文字，单行横排文字按照从左至右排列；竖排文字按照从上到下、从右至左顺序排列。

校注者
2025 年 3 月

自　序

　　医道渊源，《灵》《素》之外，惟长沙《伤寒论》《金匮要略》二书耳。《灵》《素》有论无方，文词古奥，难以寻绎，业医者必当求之二书，舍此即为异学、浅学矣。独是伤寒一症，寒热错杂，变于顷刻。何谓热？阳气聚也。何谓寒？阳气衰也。其病既寒热变易，幻如云霞，故其立方，忽而大黄，忽而附子，忽而大黄、附子并用，神圣工巧，不可思议，后学者不免望洋而叹也。又，汉时分量大轻于今日，其用药也，动以两计，于是后人益不敢用，而小家纷纷起矣。古人一两，有云准今之四钱零者，有云准今之二钱零者，各书不一。以麻黄汤一方论之，麻黄三两，即以二钱有零计之，当用麻黄七钱有余。今人之体，谁能受麻黄七钱乎？是不但准四钱者不可信，即准二钱者亦不可遵也。近日大家黄尊素先生曰，只可做一钱一二分论，为得之矣。大约以钱作两，即合今人之体也。孚潜心二十余年，治经一千余人，所领会者不及三分之一也。谨遵《医宗金鉴》《尚论篇》两书注解为主，并采喻嘉言、张景岳、程郊倩、汪讱庵四先生之论，详释诸方，参以鄙见。化古奥为肤浅，引高远为卑近，务期人人易晓。并绘脏腑经络之图，填其方中之药味病情，如贴说然，染色以别之，寒从黑，火从红，瘀血从紫，风从蓝，水从绿，痰从黄；风寒并至者，从蓝和淡墨，再详解图中病势于其旁，庶雅俗共赏矣。大方有过峻过重，不可轻投者，参以各家小法，另为变通之方。其大旨一归本意，不敢稍有歧趋，不过药性和平耳。又取《金匮要略》方中之易晓者，绘图于后。两书原本一书，不更立篇名，只别之曰《金匮大方图解》可也。非敢自附于述者之明，不过期古圣之法不坠于地，于后学不无小补而已。

道光十三年岁次癸巳秋八月山左后学何贵孚自记于兰泉僧舍

凡　例

　　《伤寒论》一书，后汉长沙太守张仲景先生名机所注也。晋时王叔和注解，失其本旨，道之不明也一千余年。迨本朝之初，喻嘉言先生从而论之，程郊倩先生逐条辩之，张景岳先生化裁而妙用之，汪切庵先生荟萃而折衷之，谬解熄，精义出，良法美意，昭然复明于世。自钦定《医宗金鉴》颁行天下，而六合咸跻仁寿，万世同归康保矣。此编细释大方，一遵《金鉴》，间取张、喻、程、汪四先生言，以资讨论，其前代迂谬之解，概不敢录。即《灵枢》《素问》各经，托名上古，实周、秦时人所作，亦不敢轻为引用，阙疑阙殆，识者谅之。

　　《金匮要略》与《伤寒论》原本一书，同出张仲景，而《金匮》中阙文、错简、重复较《伤寒论》尤多。从前注释诸家，承谬袭讹，随文蔓衍，以致多失本旨。自《金鉴》列入正误存疑，次其简编，始与《伤寒论》并明于世。此编注释方论，必取前文后文，汇参其义，摘其要者，务使药味病情丝丝相符，乃敢绘图加注也。谨择世间常有之病，世人习而不察之方，而其方百试百效者，绘十余图。如黄土汤之治便血，数年之病，数日可愈，此理复明，一切肠风、便毒之说可熄矣。蜀漆散之治疟，即至重者，参以汤剂，三数日可愈，此理复明，一切截疟、止疟之方可废矣。一脔知味，有志者当自饷之。

　　此编名曰"大方"者，只取伤寒证中素所常有，众所共知，必不可少之方也。其有义理奥渺者，如桂枝二麻黄一、桂枝二越婢一等方，心未了彻，不敢强释。又有人所厌嫌者，如十枣汤、猪肤汤等方，世不肯用，无庸注释。非敢有所异取也，不能信心，何敢问世，是则寸衷所致，慎者尔。

　　古人于病有方，于方有解，济世苦心，详且尽矣，然后无以图为注解者。其载图者，详人身之经络、脏腑，以示针灸之用，自针法废而图亦无用矣。此编于本方后，先释病情，次系以图，病在某脏、某腑、某经，逐节而绘之。为热、为寒、为水，着色以别之。遇紧要处，复注其药于旁。俾智者契其精微，愚者识其梗概，庶晓然于受病与用药之所以然。而古人用药之方愈著，古人济世之心愈永矣。谓功在古人，是或有之；如谓功媲古人，是则何敢！

风、寒二字统言之，止一寒也。故《伤寒论·太阳上》篇曰：淅淅恶风，啬啬恶寒。《金鉴》注桂枝汤曰：粗工妄谓桂枝汤专主治风，不治伤寒，使人疑而不用，而不知为发汗解肌第一方也。张景岳先生曰：风送寒来，寒随风入，其义更明矣。自有无汗不可用桂枝一言，随疑桂枝为敛汗之药。凡遇太阳表证，概用羌活，致有九味羌活汤、十四味羌活汤，谬妄叠出，贻误不少。此编一遵正理，凡三阳表证，于经络中皆填蓝和淡墨，以示风寒同入，庶可一洗从前之陋。

左氏有言：天有六气，淫生六疾。阴、阳、风、雨、晦、明六疾中，惟阳淫为热疾，此外皆寒湿耳。故古人用药，从不轻用寒凉之剂。此《景岳全书》所以开编先辩丹溪、河间之偏用寒凉也。今天下知寒凉之为害，而不知破气之祸更甚于寒凉。试思人之所以有生者，恃此气耳。气充则体盈，气完则神固，体完神固，寿命永焉。故善保身者，保元气；善治疾者，亦必扶元气，而不轻用破气之药。细检《伤寒论》一百一十三方之中，枳实、厚朴同用者三，大小承气汤暨栀子豉汤之所加是也。独用厚朴者二，桂枝厚朴汤、厚朴生姜人参甘草汤是也。此外，一百八方未尝用之。即半夏泻心汤、生姜泻心汤，皆主痞气，不过调其阴阳，泄其痰饮，其气自顺矣。《金匮要略》中亦仅胸痹门中用厚朴，其余皆未尝用也。不独仲景为然，即华真人、孙真人，《肘后》《千金》各方，皆未尝轻用也。夫枳实、厚朴，列《神农本经》之品，气味纯正，尚不敢轻用。如此，后世所尚之乌药、木香、槟榔、青皮、白芥、莱菔等物，其气味不纯，其伤人尤烈，又何可轻用乎？《医宗金鉴·积聚门》曰：或三补一攻，或五补一攻。处处止教人保养元气。积聚犹然，他病可知。此编于病情疑似，庸医必用破气、泄气毒剂之处，特为凯切辩明，以期有济于世。愿世之初学此道者细读《金鉴》，以进求乎仲景及各大家用药之法，自不敢用破气之物，而活人无算矣。

破气之祸，始于张子和之木香槟榔丸、三子养亲汤，贻误海内百有余年。复出《寿世保元》一书，流毒更甚。其书不过三百页，自伤寒、瘟疫，以及杂证、妇科、眼科、外科，每门开列数方，每方夹用破气之药数味，不论温、凉、补、泻也。于病既不察本源，立方复茫无根据，而市井无聊之辈以其卷帙简少，易于查阅，朝而贾编，夕且悬壶，视人命如儿戏矣。此愚所痛哭流涕，不能为天下焚此书，而愿大声疾呼，为天下呈其害者也。

汉时斤、两、升、合，大轻于今日，各大家论之详矣。然观其小丸如小豆大，日服若干粒，大丸如弹子大，日服一丸，知其斤两虽殊，而轻重可准而得也。此编准今酌古，每两以一钱为率，间有应加应减，皆按病情、药性，参以平生之治验，详细斟酌，郑重定之，仍列原方等分于前，不敢轻言更张。盖药不及病，犹可再服，药力过病，变生他症，或难挽回也。与其失之太过，毋宁失之不及，区区私衷，职是故耳。

《伤寒论》中服药之法，每方或分二服，或分三服，所以徐行其药力，前药力尽，后药继之，乃能到病也。但古今升数不同，南北器皿亦异，请统以泡茶盖碗为率，每剂用水三碗，煎至一碗，照古法分服可也。

原方中所用人参，断不可减。有力之家，自以用真参为上。无力服参者，用高丽参，照方中原数代之。再无力服高丽参者，以蒸过真党参，倍其数代之。真党参，其皮黄润，其枝柔软，其味浓厚，纯甜如枣肉者是也。若更无此等党参，则以洋参代之可耳。

今曰"下痢"，古即"利"字。今曰"脏腑"，古即"藏府"字。今曰"纳"，古即"内"字。此编于原文悉照古本，注解悉从今书。篇首揭出，免致初学疑为两解。

医家之书，以《金鉴》为集成；而医家之学，以仲景为人圣。后世宗之，称"医圣"，称"仲师"，或称"长沙"，要以称爵为雅。此编引用原注，照原文仍书"仲景"，间有窃附己意，论赞之处，悉称"长沙"。书家称"右军"，画家称"右丞"，其爵而不字之意欤。

医者，意也。寒者热之，热者凉之。在表者，散之、解之；在里者，补之、泻之。药不同，同归于治病也。尝见穷乡僻壤，无医师，无药肆，而愚民相传延用。如冬月遇伤寒，用葱煮面汤，乘热啜之，蒙被取汗，汗出而愈。亦有传里热证，口舌干燥，烦烧发渴❶，饮新汲泉水，顷刻清凉，汗出便下，内外双解。亦有三阴下痢等证，用火烧砖，暖脐而愈。此皆不

---

❶ 渴：清抄本作"热"。

知医，而得医之意者也。体其意而善用之，全活必多，固不仅不药得中医也。

先儒有言：为人子者，不可不知医。而欲知医理，要不可不览医书。古今医书汗牛充栋，诸名家所著者，卷帙浩繁，义理精深，穷年不能卒业。晚近小家之学，谬戾滋多，欲济人而反祸人，又不可习。此编法本前贤，语皆浅近，有图可按，有色可征。识其略，可以不误于庸医；究其深，可以自济而济人。欲知医理者无已，则请自隗始。

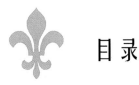

目录

伤寒论大方图解

金匮要略大方图解

伤寒论大方图解
金匮要略大方图解

目录

上　卷

桂枝汤

治风寒在表，脉浮弱，自汗出，恶风恶寒，鼻鸣干呕。

添注：太阳脉行身之背，上连于肺，下络于肾。风寒上重者，多项疼、项强；下重者，多腰痛；上下皆重者，周身皆痛；尤重者，身体沉重；入肺者，多咳嗽。

桂枝三两　准今法三钱至四钱　芍药二两　准今法二钱至三钱　甘草二两　准今法二钱以内　生姜三两　准今法四大片　大枣十二枚　准今法三四枚

上五味，水七升，煮取三升，服一升，覆令微汗，不可令淋漓如水，病必不除，更饮稀粥，以助药力。

《金鉴》注曰：凡风寒在表，自汗出者，皆属表虚，宜桂枝汤主之。名曰桂枝者，君以桂枝也。桂枝辛温，辛能散邪，温从阳而扶卫。芍药酸寒，酸能敛汗，寒走阴而益营。桂枝君芍药，是于发散中寓敛汗之意。芍药臣桂枝，是于固表中有微汗之道焉。生姜之辛，佐桂枝以解肌表。大枣之甘，佐芍药以和营里。甘草有安内攘外之能，用以调和中气，调和表里，调和诸药，乃刚柔相济，以为和也。其精义尤在啜粥以助药力。盖谷气内充，不但易为酿汗，更使已入之邪不能少留，将来之邪不得复入也。覆令微汗，不可使如水流漓，禁人之过汗也。

此方为伤寒群方之冠，乃解肌发汗第一方也。凡伤风、伤寒，皆得而主之。后世不明此义，因专主伤寒，随有无汗不可用桂枝之说，淆乱人心，使圣法不明于天下。盖汗化于血，桂枝气辛能散，专行营气，故为发汗主药。自后人立羌活汤，桂枝几废而不用，不知羌活虽能行太阳经络，而不能深入营气之内，以之辅桂枝则可，以之代桂枝则不可也。又《本草》云：防风主太阳上部，独活主下部。凡项痛、项强者，可加防风。腰疼甚者，可加独活。周身皆痛者，非气虚即血虚也。气虚加人参，血虚加当归，更有阳虚不能送邪外出者，自有桂枝加附子汤在，不

1

必列于此下。因并采陶氏法，参以治验，立羌桂并用法，以治太阳表证。

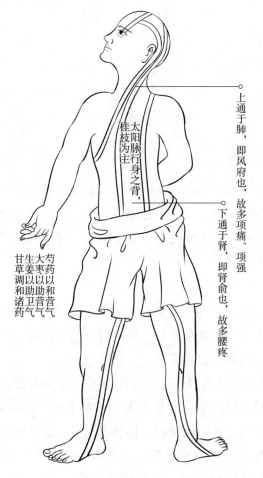

太阳脉行身之背，桂枝为主

上通于肺，即风府也，故多项痛、项强

下通于肾，即肾俞也，故多腰疼

甘草调以和诸药 生姜以助卫气 大枣以助营气 芍药以和营气

桂枝汤图

桂枝二钱　羌活钱半　白芍钱半　生姜四大片　大枣三枚　甘草一钱

项疼、项强，加防风一钱半。腰疼，加独活一钱半。气虚，加人参一钱。如无人参，以高丽参代，酌虚之大小，用一钱，或二钱、钱半。贫者以真党参三四钱代之，不可妄用洋参、珠参。血虚者，加当归钱半。瘦人再加熟地二钱。兼嗽者，冬月加款冬花八分，紫菀二钱。春秋月，加紫菀钱半，荆芥五分。

桂枝加附子汤

太阳病，发汗，遂漏不止，其人恶风，小便难，四肢微急，难以屈伸者，此方主之。

桂枝三两　准今法三钱至四钱　芍药二两　准今法二钱至三钱　生姜三两　准今法四大片　大枣十二枚　准今法四枚　甘草二两　准今法二钱以内

加附子一枚准今法用制附子二钱，多加不过三钱。

煎服法同，不须啜粥。

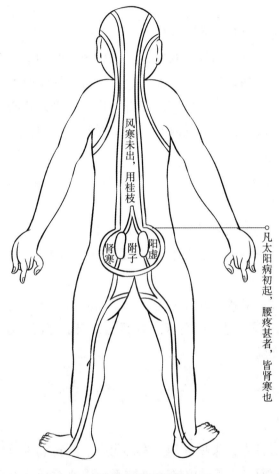

風寒未出，用桂枝

腎寒　附子　陽虚

。凡太阳病初起，腰疼甚者，皆肾寒也

桂枝加附子汤图

《金鉴》注曰：发汗太过，阳无所止息，而汗出不止矣。汗多又亡阳，天府不闭，风寒乘虚复入，津液外泄，不能润下，故小便难，不能养筋，故四肢屈伸不利也。是方以附子加入桂枝汤内，大补表阳也。表阳秘则漏汗自止，津液回则小便自利，四肢自柔矣。

按：此方虽为汗多亡阳者设，而真阳虚弱，不能送邪外出而无汗者，尤当用之。阳气鼓荡，汗随之出，更无汗多亡阳之虑，所谓有汗能止，无汗能发也。

真阳素虚之人，血亦多亏，一受风寒，每每内陷，虽表之不能尽去，

3

有陷入少阴而成大症者，有汗后烧不退而成死症者。尝做此法，用羌活佐桂枝，加附子助阳，归、地助血，每每一剂而愈，是参以景岳助血之法，无悖于经义也。附变方：

桂枝二钱　羌活钱半　芍药钱半　制附子一钱　熟地二钱　当归二钱甘草一钱

生姜三大片、大枣三个同煎。

又有元阳不甚亏，而气血双虚者，亦不能送邪外出，表之多不能尽，于前法中去附子，加人参、归、地，助其气血，一汗而愈。因知汗化于血，借气足而外达也。近世庸医动云有内伤，乃受外感指为食积，妄用消耗之药，致中气一馁，邪气内陷，而成败症者，比比皆是，可痛恨也。拟参归桂枝汤：

桂枝二钱　羌活钱半　芍药钱半　人参一钱　熟地三钱　当归二钱甘草一钱

生姜三片、大枣二个同煎。

如无人参，以高丽参二钱代之，或以党参四钱代之。党参择甜者，蒸过再用。

更有汗后烧不退者，遵《金鉴》法，用大剂生地四物汤，加去皮桂枝，用之有效。再不退，用白蜜、黄酒，调燕子窝泥，涂两太阳穴上，头痛立止，烧亦随退。

麻黄汤

治太阳风寒在表，头项强痛、发热身疼、腰疼、骨节痛、恶风、恶寒、无汗、胸满而喘，其脉浮紧或浮数者，用此发汗。虽有是证，若脉浮而弱，汗自出，或尺中脉微与迟者，俱不可用。风寒湿成痹，肺经壅塞，昏乱不语，冷风哮吼最宜。

麻黄三两　准今法不得过二钱　桂枝二两　准今法二钱　甘草一两　准今法一钱　杏仁六十枚，去皮尖　准今法至多二十粒

上四味，以水九升，先煮麻黄，减二升，去上沫，纳诸药，煮取二升半，温服八合，覆取微汗，不须啜粥。汗出多者，温粉扑之。

---

❶ 参：清抄本作"添"。

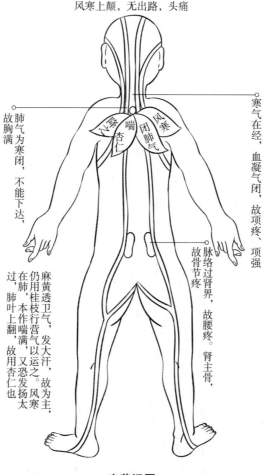

风寒上颠，无出路，头痛

肺气为寒闭，不能下达，故胸满

寒气在经，血凝气闭，故项疼、项强

脉络过肾界，故腰疼。肾主骨，故骨节疼

风寒闭肺气 喘 杏仁 发

麻黄透卫气，发大汗，故为主，仍用桂枝行营气，以运之，又恐发扬太过，风寒在肺，本作喘满，过，肺叶上翻，故用杏仁也

麻黄汤图

观于此，而知古人用此猛峻之药未尝不慎也。今法用水一茶杯，先煮麻黄，去沫，再换清水二茶杯，合诸药同煎，无不汗出者。

《金鉴》注曰：凡风寒在表，脉浮紧无汗者，皆表实也，麻黄汤主之。麻黄性温，味辛而苦，其用在迅升。桂枝性温，味辛而甘，专主营气，其性缓。一营一卫，一气一血，一急一缓，使太阳周身脉络，无不流行，风寒无处可容，必汗之剂也。杏仁苦降，佐麻黄以逐在肺之邪，逆气降则喘自平。甘草之甘平，佐桂枝和内而拒外，在表之邪，必尽去而不留矣。西北主❶厚水深，人身腠理坚实，寒气重而无汗者，必用此法。东南地薄人弱，用之每致亡阳，不可不慎。如真有风寒深重，用羌、桂而汗不出

---

❶ 主：诸本同，据文义当是"土"。

者，可仿刘崧峰❶先生用浮萍法，亦无不即汗也。

大青龙汤

治太阳风寒两伤，营卫同病，汗不出而烦燥者。

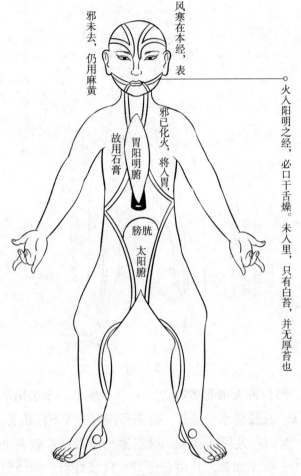

大青龙汤图

按：经文有太阳、阳明一语，即由太阳传入阳明胃腑之说也。若已入胃，则必发烧、发渴，不仅烦躁矣，是桂枝加大黄证也。今只云烦躁，不云发渴者，是将入里而未入里也，故绘图取正面形。头顶暨两太阳穴，仍填风寒色。中绘一阳明胃腑，加红色于胃界之外，正是邪已化火，将入未入之候，人人易晓。石膏辛凉发散，以清胃外之热，而止烦躁，使

---

❶ 刘崧峰：当是"刘松峰"。

之外出于表，及达于表，合麻、桂之力，直出肌肤而汗解，阴阳并升，雷电交作，云行雨施，故取名青龙也。

麻黄六两 准今法不过三钱　桂枝二两 准今法二钱　杏仁四十个 准今法十粒　甘草二两 准今法二钱　生姜三两 准今法四大片　大枣十二枚 准今法二枚　石膏鸡子大一块 准今法二钱或三钱

水九升，先煮麻黄，减二升，去上沫，纳诸药，煮取三升，温服一升，取微汗。汗出多者，温粉扑之。

《金鉴》注曰：风寒两伤，营卫同病，皆无汗，故去芍药，不欲其收也。俱烦躁，故加石膏，以解其热也。长沙于表剂中，加大寒辛甘之品，则知麻黄证之发热，热全在表，大青龙证之烦躁，兼肌里矣。初病太阳，即用石膏者，以其辛能解肌热，寒能清胃火，甘能生津液，是预保阳明存津液之先着也。粗工疑而畏之，当用不用，必致热结阳明，斑、黄、狂、冒，纷然变出矣。观此则可知石膏乃中风、伤寒之要药，得麻、桂而有青龙之名，得知、草而有白虎之号也。服后取微汗，汗出多者，温粉扑之。一服得汗，停其后服。盖戒人即当汗❶之证，亦不可过汗也。

桂枝加大黄汤

即桂枝汤原方加大黄一两 准今法一钱至二钱，随时酌用。或云照桂枝加芍药汤分两，再加大黄者，恐非此方正义。盖桂枝加芍药法，是兼治太阴。此方主治太阳证，表邪未解，业已传里，腹中实痛，舌起厚苔，发烦发渴，见种种当下之证者。

此太阳病，表邪未解，而已传胃，为本经半表半里之证，即经文所谓太阳、阳明也。邪已入胃，其表证必不同初起之盛，故用桂枝，不用麻黄。邪甫入胃，其胃火亦未至十分燥烈，故用大黄，不用枳、朴也。

《金鉴》注略曰：腹满为太阴、阳明俱有之证，然位同而职异。太阴主出，病❷则腐秽之出不利，故满而时痛。阳明主内，病则腐秽燥而不行，故大实而痛。实痛者，阳明腑病也，故用大黄，此双解表里之法也，与《少阳》篇大柴胡汤义同，当两解也。

---

❶ 汗：原作"活"，据《医宗金鉴·订正仲景全书伤寒论注》改。
❷ 病：原脱，据下文"阳明主内，病则腐秽燥而不行，故大实而痛"补。

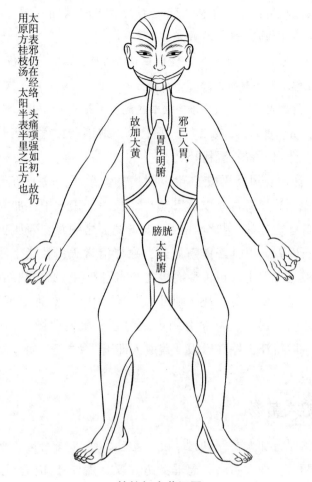

太阳表邪仍在经络，头痛项强如初，故仍用原方桂枝汤，太阳半表半里之正方也

邪已入胃，胃阳明腑

故加大黄

膀胱太阳腑

桂枝加大黄汤图

此与前列大青龙汤证只迟一候。彼为将入未入之时，此则已入胃里也，故接录于此，使学者知伤寒传变，如此其速。一界之间，而有大黄、石膏之别，诊视者庶不敢粗率焉。虚人偏多此症，每因一下之后，胃气虚馁，不得透汗，缠绵发热，而变坏病者比比矣。不妨于此方中量加人参，助营气以达肌❶表，则汗透，助胃气以驱腐秽，则下更爽也，但分数不可过于大黄耳。

五苓散

治太阳表证未解，传入本腑，小便不利，发热消渴，甚则水入即

---

❶ 肌：原作"肥"，据文义改。

吐者。

　　桂枝二钱　　白术钱半　　猪苓钱半　　茯苓二钱　　泽泻三钱

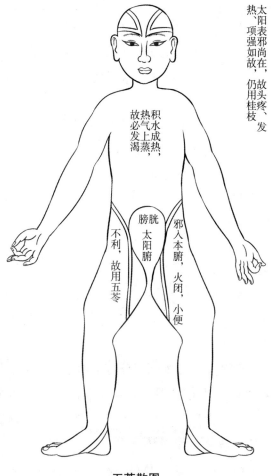

太阳表邪尚在，故头疼、发热，项强如故，仍用桂枝

积水成热，热气上蒸；热必发上渴，故

膀胱太阳腑

邪入本腑，火闭，小便

不利，故用五苓

五苓散图

　　此方分数，古法以铢记，更难领会。照今法各书，酌量定之。

　　为散，以白饮和服方寸匕❶，日三服。

　　《金鉴》注曰：此乃太阳热邪入腑，水气不化，太阳表里方也。一治水逆，水入则吐；一治消渴，水入则消。夫膀胱者，津液之腑，气化则能出矣。邪热入之，若水盛则水壅不化，而水蓄于上，气化不行，致小便不利也；若热盛则水为热耗，而水消于下，膀胱之津液告匮，亦小便不利也。水入吐者，是水盛于热；水入消者，是热盛于水也。二证皆小便不利，故均得而主之。小便利者，不可用，恐重伤津液也。君泽泻

---

❶ 匕：原作"七七"，据《医宗金鉴·订正仲景全书伤寒论注》改。

之咸寒，咸能走水腑，寒能胜热也。佐二苓之淡渗，通调水道，下输膀胱，并泻水热也。用白术健脾扶土，为之堤防，以制水也。

按：此方太阳病半表半里之剂也。用桂枝解表发汗，以散在经之邪。用五苓利水除热，以除在腑之火。本自易晓，因古书桂字下，脱一枝字，随有疑为用桂者，纷纷附会，正义反晦。肉桂无发汗之功，而有助热之害。安有积水成热，表邪未净，明明火证而用桂者，直当列于正误条下，故原注白术以下不录。

本方加茵陈一二钱，名茵陈五苓散。治湿热发黄，表里不实，小便不利者。湿热过甚，将发黄，两目中白睛已变黄色，即其候也。宜早服此方，不必至通身皆黄而始服也。

此二方虽名为散，后来各大家均已改为汤饮矣。此病甚多，即照今之分数煎服，不必拘泥。

葛根汤

治太阳、阳明两经全病，头项强痛，背亦牵强，脉浮，无汗恶风者，及表不解，下利而呕者。

头痛项强，背亦牵痛，皆太阳表证也。而不及阳明表证，恐有脱文，当补目疼、眉棱骨痛、鼻干等证，乃与方中葛根为君相符。胃足阳明之脉，起于山根之下，内通于鼻。风寒壅闭，鼻内必干。旁纳太阳之脉，下通鼻外，则是环目而过，故病必目疼、眉棱骨痛也。

葛根四两　准今法四钱已多　麻黄二两　准今法二钱以下　桂枝二两　准今法二钱以下　芍药二两　准今法二钱　甘草二两　准今法二钱　生姜二两　准今法五大片　大枣十二枚　准今法四枚

上七味，以水一斗，先煮麻黄、葛根，减二升，去沫，纳诸药，煮取三升，温服一升，覆取微汗，不须啜粥，余如桂枝法。《十剂》曰：轻可去实，麻黄、葛根之属是也。观此章与麻黄同煮，去沫，知其发扬之力大矣。推斯意也，治阳明风寒，或可不煮，治疟、治痢，必须煮之去沫也。

《金鉴》注曰：是方也，即桂枝汤加麻黄、葛根。麻黄佐桂枝，发太阳营卫之汗。葛根君桂枝，解阳明肌表之邪。而以葛根命名者，其意重在阳明，以呕、利皆属阳明也。二阳表急，非温覆取汗，未易解也。

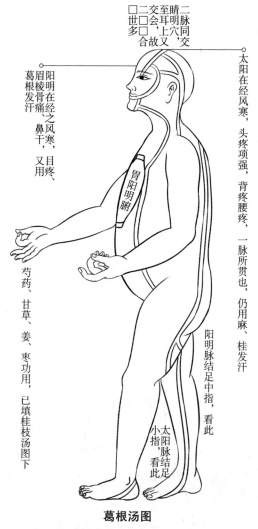

葛根汤图

太阳脉行身之后，阳明脉行身之前，故绘图取侧面。以臂为界，臂之前为阳明脉，臂之后为太阳脉，太阳着深色，阳明着浅色。

呕、利皆阳明腑病，今邪未入腑，而已兼二证者，乃经病则腑不和也。阳明经络为风寒所闭，闭于上，则失其发扬之机，胃气迫而下趋，故变利；闭于下，失其转输之路，故上涌而变呕。急散其在经之邪，则腑自和，二病皆止矣，不可认为已入腑也。

又，方下原解只云：头项强痛，背亦牵强，而未及腰者，盖邪有轻重，或及腰，或不及腰，故不言耳。且太阳之传阳明也，其脉络相通，皆在睛明、太阳二穴之间。上截❶既传经，则下截之邪气自薄，故腰疼者少耳，不可谓必无腰疼也。图中仍一线填下，以免初学拘泥。

南方土薄人弱，遇此证以羌活易麻黄，即可汗解。不敢轻用麻黄，即变法也，余药不可妄为增减。

白虎汤

治阳明证，汗出，渴欲饮水，脉洪大浮滑，不恶寒，反恶热者。

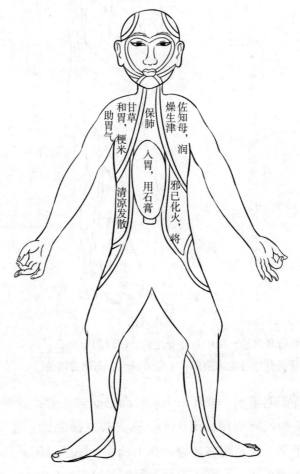

白虎汤图

吴又可先生曰：脉长洪而数，大渴复大汗。

---

❶ 截：原作"戴"，据文义改。

石膏一斤 准今法不过三钱 知母六两 准今法不过二钱 甘草二两 准今法一钱以上 粳米六合 准今法一两

同煮，以米熟为度，温服。

加人参，名人参白虎汤。准今法，真参不过一钱，高丽参可用钱半至二钱。

《金鉴》注曰：阳明邪从热化，故不恶寒而恶热。热蒸外越，故热汗自出。热烁胃中，故渴欲饮水。邪盛而实，故脉滑，然犹在经，故兼浮也。盖阳明胃腑，外主肌肉，虽有大热而未实，终非苦寒之味所能治也。石膏辛寒，辛能解肌热，寒能胜胃火，寒性沉降，辛能走外，两擅内外之能，故以为君。知母苦润，苦以泻火，润以滋燥，故以为臣。用甘草、粳米，调和于中宫。稼穑作甘，寒剂得之缓其寒，苦药得之平其苦，使沉降之性，悉归和平。煮汤入胃，输肺归脾，水精四布，大烦大渴，可立除矣。白虎，西方金神，取以名汤，秋金得令，而炎暑自解矣。更加人参，以补中气而生津，协和甘草、粳米之补，承制知母、石膏之寒，泻火而土不伤，乃操万全之术者。

胃火既盛，则膻中清空之地，无非热也。上蒸入肺，燔津烁液，衄血发斑，变证叠出。一入于心，则昏厥矣。加知母者，所以清金保肺也。病无传变，而石膏乃专收阳明半表半里之功矣。

柴胡桂枝汤

伤寒六七日，发热，微恶寒，肢节烦痛，微呕，口苦，心下支结，此太阳、少阳并病也，柴胡桂枝汤主之。太阳表证未解，已传少阳者，亦此汤主之。分两不可拘泥，审其太阳邪重，则倍桂枝，少阳邪重，则倍柴胡也。

柴胡四两 准今法三钱已多 桂枝两半 准今法不过二钱 人参两半 准今法一钱以上 甘草一两 准今法一钱 半夏一合 准今法二钱 黄芩两半 准今法二钱 芍药两半 准今法二钱 大枣六枚 准今法二枚 生姜两半 准今法四大片

水七升，煮取三升，温服。

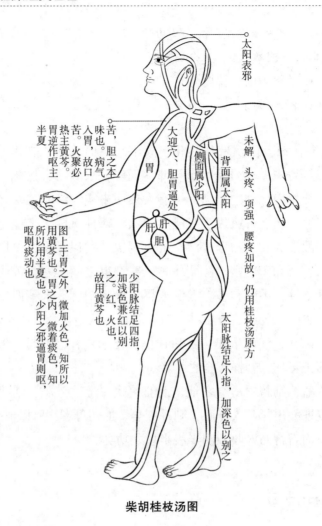

柴胡桂枝汤图

小柴胡汤

治伤寒五六日，寒热往来，胸胁苦满，嘿嘿不欲饮食，喜呕，口苦，耳聋，脉弦数者，此是少阳经半表半里之证，宜此汤和解之。

柴胡半斤　准今法二钱以上　黄芩三两　准今法二钱　人参三两　准今法二钱　半夏半升　准今法二钱　甘草三两　准今法一钱半　生姜三两　准今法四大片　大枣十二枚　准今法四枚

上七味，以水一斗二升，煮取六升，去滓，再煎取三升，温服一升，日三服。

若胸中烦而不呕，去人参、半夏，加栝楼实。若渴者，去半夏，加栝楼根。若腹中痛，去黄芩，加芍药。若心下悸，小便不利者，去黄芩，加茯苓。若胁下痞硬，去大枣，加牡蛎。若不渴，外有微热者，去人参，加桂枝，温覆取汗。

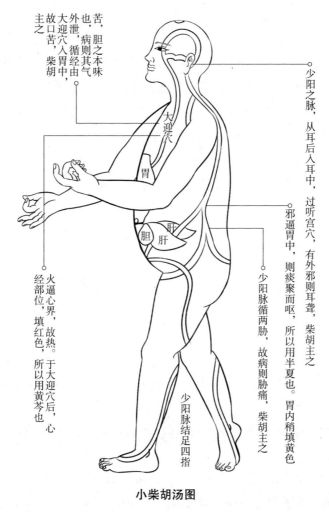

小柴胡汤图

《金鉴》注曰：方以小柴胡名者，取配乎少阳之义也。至于制方之旨及加减法，则所云，上焦得通，津液得下，胃气因和，尽之矣。少阳脉循胁肋，在腹阳、背阴两歧之间。在表之邪欲入里，为里气所拒，故寒往而热来。表里相拒而留于歧分，故胸胁苦满。神识以拒而昏困，故嘿嘿。木受邪则妨土，故不欲食。胆为阳木，而居清道，为邪所郁，火无从泄，逼炎心分，故心烦。清气郁而浊，则成痰滞，故喜呕。呕则木火两舒，故喜之也。此则少阳应有之证。方中以柴胡疏木，使半表之邪得从外宣。黄芩清火，使半里之邪得从内彻。半夏豁痰饮，降里气之逆。人参补久虚，助生发之气。甘草佐柴、芩，调和内外。姜、枣佐参、夏，通达营卫，相须相济，使邪无内向而外达也。至若烦而不呕者，火成燥实而逼胸，故去人参、半夏，加栝楼实也。渴者，燥已耗液而逼肺，故去❶半夏加栝楼根也。腹中痛，木❷气散入土中，胃阳受困，故去黄芩以安土，加白芍以戢木也。胁下痞硬者，邪既留则木❸气实，故去大枣之甘而泥，加牡蛎之咸而软也。心下悸，小便不利者，水邪侵乎心矣，故去黄芩之苦而伐，加茯苓之淡而渗也。不渴，身有微热者，半表之寒，尚滞于肌，故去人参加桂枝以解之也。总之，邪在少阳，为表寒里热❹，郁不得升之故，小柴胡汤，所谓升降浮沉则顺之也。

加减下有加五味、干姜止嗽一条，屡用之皆不应，而嗽反重。或以干姜助火、五味敛邪故也。恐非经文，故不敢录。

大柴胡汤

治热结在内，心下急，呕不止，郁郁微烦，柴胡证仍在者，与大柴胡汤下之。

柴胡半斤　准今法二钱以内　黄芩三两　准今法三钱以下　半夏半升准今法不过三钱　芍药二两　准今法二钱　枳实四枚　准今法二钱已多　大黄二两　准今法二钱上下　生姜五两　准今法二钱　大枣十二枚　准今法四枚

上八味，以水一斗二升，煮取六升，去滓，再煎，温服一升，日三服。

《金鉴》注曰：柴胡证在，又复有里，故立少阳两解法也。以小柴胡汤加枳实、芍药者，仍解其外，以和其内也。去参、草者，以里不虚。少加大黄，以泻结热。倍生姜者，因呕不止也。斯方也，柴胡得生姜之倍，解半表之功捷。枳、芍得大黄之少，攻❺半里之功徐。虽云下之，亦下中之和剂也。

此证甚多，必其人烦躁，发渴，大便闭结，舌有厚黄苔者，乃可照

---

❶ 去：原作"云"，据《医宗金鉴·订正仲景全书伤寒论注》改。
❷ 木：原作"水"，据《医宗金鉴·订正仲景全书伤寒论注》改。
❸ 木：原作"水"，据《医宗金鉴·订正仲景全书伤寒论注》改。
❹ 表寒里热：《医宗金鉴·订正仲景全书伤寒论注》作"半表半里之热"。
❺ 攻：原作"功"，据《医宗金鉴·删补名医方论》改。

16

原方下之。若其人本虚，不作大热者，大黄当慎❶用，以坚实黄芩、槐豆角二味代之。煎成，和生蜜服之，每每徐转而下。

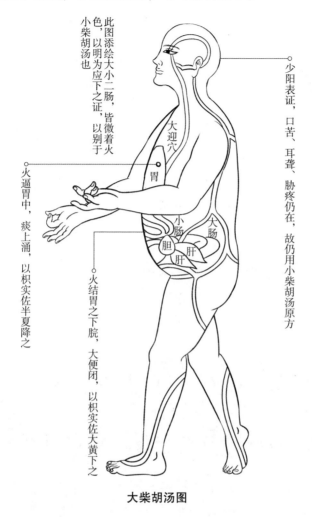

此图添绘大小二肠，皆微着火色，以明为应下之证，以别于小柴胡汤也

大迎穴

胃

火逼胃中，痰上涌，以枳实佐半夏降之

小肠 胆 肝

大肠 肝 肝

火结胃之下脘，大便闭，以枳实佐大黄下之

少阳表证，口苦、耳聋、胁疼仍在，故仍用小柴胡汤原方

大柴胡汤图

大承气汤

治阳明病，潮热，手足濈然汗出，谵语，汗出多，胃燥，独语如见鬼状，喘冒不能卧，腹满痛，脉滑实，又目中不了了，睛不和。

又少阴病，初得之，口燥咽干者，自利色纯青，心下痛，口燥舌干者，六七日腹胀不大便者。

---

❶ 慎：原作"填"，据文义改。

大黄四两　准今法三钱上下　厚朴半斤　准今法二钱上下　枳实五枚　准今法一钱以上　芒硝三合　准今法二钱上下

上四味，以水一斗，先煮二物，取五升，纳大黄，取二升，纳芒硝，再上火微煮一二沸，分温再服。得下，即停服。

小承气汤

大黄四两　准今法三钱以内　厚朴二两　准今法二钱以内　枳实三枚　准今法一钱

上三味，以水一斗，煮取一升二合，去滓，分温三服。初服当大便，不尔再服，以利为度。得便，即止服。

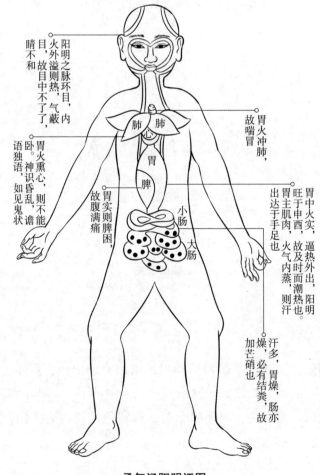

阳明之脉环目，火外溢则热，气蔽内目，故目中不了了，睛不和

胃火熏心，则不能卧，神识昏乱，谵语独语，如见鬼状

胃实则脾困，故腹满痛

肺心肺
胃脾
小肠
大肠

胃火冲肺，故喘冒

胃中火实，逼热外出，阳明旺于申酉，故及时而潮热也。胃主肌肉，火气内蒸，则汗出达于手足也。

汗多，必有结粪，肠亦燥，胃燥，故加芒硝也。

承气汤阳明证图

原文有自利清水，色纯青一句，喻嘉言先生《尚论篇》有注释，而《金鉴·少阳篇》正误条下，又明有下利，不得用大柴胡之言，恐系衍文，不敢释，亦不敢辩。不知为不知，可也。

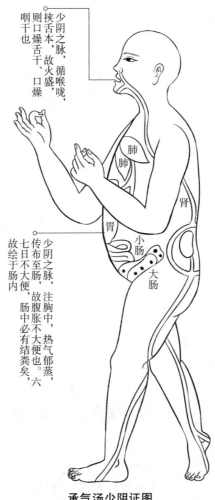

少阴之脉，挟舌本，故火盛，则口燥舌干、口燥咽干也。

少阴之脉，传布至肠，故腹胀不大便也。六七日不大便，肠中必有结粪矣，故绘于肠内。

承气汤少阴证图

少阴肾火入胃，一从咽喉间，与胃脉相连之处传入，下注于胃；一从胸中熏蒸入胃。其无形者，则从命门与脾，火土相交之处蒸入也。盖实有传胃之路，与三阳同，非仅因腹胀而用承气。故于图中，胃之外填浅红色，胃之内填深红色。

《金鉴》注曰：诸病皆因于气，秽之不去，由于气之不顺也。故攻积之剂，必用气分之药，因以承气名汤。方分大小者，有二义焉，厚朴倍大黄，是气药为君，名大承气；大黄倍厚朴，是气药为臣，名小承气。味多性猛，制大其服，欲令大泄下也，因名曰大。味寡性缓，制小其服，欲微和胃气也，因名曰小。且煎法更有妙义，大承气用水一斗，煮枳、朴，取五升，去滓，纳大黄再煮，取二升，纳芒硝，何哉？盖生者，气锐而先行；熟者，气纯而和缓。欲使芒硝先化燥屎，大黄继通地道❶，而后枳、朴除其痞满也。若小承气以三味同煎，不分次第。同一大黄而煎法不同，此可见微和之意也。

伤寒证之可下与否，全在辨舌，瘟疫亦然。谨录张景岳先生《舌辩论》曰：舌为心之官，本红而泽。凡伤寒三四日以后，舌上有苔，必自润而燥，自滑而涩，由白而黄，由黄而黑，甚至干燥，或生芒刺，是皆邪热内传，由浅入深之证也。故凡邪气在表，舌则无苔，及其传里，则津液干燥，而舌苔生矣。若邪犹未深，其在半表半里之间，或邪气客于胸中者，其苔不黑不涩，只宜小柴胡之属以和之。若阳邪传里，胃中有热，则舌苔不滑而涩，宜栀子豉汤之属以清之。若烦躁，欲饮水数升者，白虎加人参、白虎汤之类主之。大都舌上黄苔而焦涩者，胃腑有邪热也，或清之，或微下之。《金匮要略》曰：舌黄未下者，下之黄自去。然必大便燥实，脉沉有力而大渴者也。若微渴而脉不实，便不坚，苔不干燥，芒刺者，则热更深矣，宜凉膈散、承气汤、大柴胡汤之属，酌宜下之。若苔色虽黑，滑而不涩者，便非实邪，亦非火证，非惟不可下，且不可清也。此辨舌之概，犹有不可概论者，仍宜详察。

又曰：按伤寒诸书皆云，心为君主之官，开窍于舌。心主火，肾主水。黑为水色，而见于心部，是为鬼贼相刑，故知必死。此虽据理之谈，实有未必然者。夫五行相制，难免无克，此其所以为病也。岂因克为病，便谓必死，当察其根本何如也。如黑色连地，而灰黯无神，其本已败，死无疑矣。若舌心焦黑，而质地红活，未必皆为死证。阳实者，清其胃火，火退自愈，何虑之有。其有元气大损，而阴邪独见者，其色亦黄黑。真水涸竭者，其舌亦干焦，此肾中水火俱亏，原非实热之证。欲辨此者，但察其形色、脉色，自有虚实可辨，而从补从清，反如冰炭矣。故凡以焦黑干涩者，尚有非实非火之证，再若青❷黑少神，而滑润不燥者，则无非水乘火位，虚寒证也。若认此为火，而苦寒一投，余烬随灭矣。故凡见此者，便当详其脉证，以虚实为主，不可因其焦黑，而执言清火也。

---

❶ 道：原作"通"，据《医宗金鉴·删补名医方论》改。
❷ 青：原作"清"，据文义改。

大哉！先生之辨舌也，既曰色虽黑，滑而不涩者，便非实邪，又曰青黑少神，而滑润不燥者，无非水乘火位，虚寒证也。重言反复，以启后人，发长沙未言之蕴，破诸家孟浪之言，为斯民之大幸，其功真同化育也。孚自弱冠服膺斯语，初遇舌黑而滑润者，试以附子数分，中宵疑惧，不能成寐。后则屡用屡效，渐有领会。三十年来，全活者千有余人。奈何管窥之辈，犹多议先生之偏用参附也。谨将生平阅历试舌之法，少有所得者，自白至黄、至❶赤、至黑，并此滑润而黑者，绘为六图，附于承气汤后，以发明先生之道。独是验舌之法，得于目力者半，得于指下者半。目所见者色耳，亦可以色仿之。得于指下者，甘润厚薄也。有外干内润，中干边润，尖干根润之不同。痰动者粘，血枯者裂，不能以色别也。姑以浅近之言释之，务其人人易晓。知大黄、芒硝，判人生死于呼吸之间，不可不慎也。伤寒、瘟疫误下，犹有治法；疟、痢误下，危在顷刻矣。自张氏、刘氏之说行，举世之人履大黄、芒硝若坦途，畏肉桂、附子如毒药。狂澜既倒，岂易挽回？聊竭鄙衷，期先生之法不坠于地云尔。

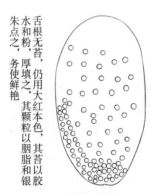

舌根无苔，仍用大红本色，其苔以朱点之，务使鲜艳

舌根无苔，水和粉，厚填之，其颗粒以胭脂和银胶

白苔透红粒图

舌上纯现白苔，如以油和粉涂之者，自舌尖以及舌心皆现小红颗粒，如俗所谓口疮者，其色极红极鲜，乃邪未传里，而热气已蒸入胃也。伤寒三四日多有之，瘟疫邪在膜原即有之。太阳证见者，于表药中加黄芩、麦冬、梨汁、蔗汁，清火生津。少阳证见者，小柴胡汤内倍用黄芩。阳明证见者，葛根汤内多加天花粉、麦冬。若热而渴，渴而有汗者，即白虎汤证也，宜少与之；其苔厚薄不同，视邪之深浅也。

---

❶ 至：清抄本作"自"。

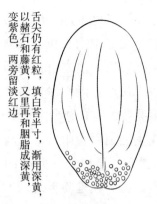

舌尖仍有红粒，填白苔半寸，渐用深黄，以赭石和藤黄，又里再和胭脂成深黄，变紫色，两旁留淡红边

白苔变黄苔图

舌尖仍白苔，红粒如故，而中间已变黄色，正中稍后，已成深黄色矣。以指试之，正中微干，乃邪已传里，尚未满实，多有表证仍在者。如大便已闭，烦躁发渴者，皆可下也。太阳证见之，桂枝加大黄汤。少阳证见之，大柴胡汤。阳明证见之，如大❶渴而汗，脉长洪者，白虎证也。如腹满便闭，小承气汤证也。瘟疫见之，达原饮❷加大黄证也。凡见此者，宜急救心、肺、脾、胃之阴，梨汁、藕汁、蔗汁、麦冬、天冬、花粉、玉竹。粘者加贝母，唇红者加生地，则火势不至燎原，药半而功倍也。

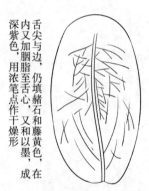

舌尖与边，仍填赭石和藤黄色，又和以墨，成在内又加胭脂至舌心，深紫色，用浓笔点作干燥形

黄苔变深黄，深黄变紫赤，渐干渐燥图

舌尖与两边仍深黄色，渐里其色渐深，成紫赤色，非纯黑也。正中干燥欲裂，甚则唇裂，鼻无涕，两孔如❸煤烟，齿缝皆血，皆当下也。如目赤唇裂，承气汤加生地、紫草、犀角，以防发斑。小便不利，承气汤内加茵陈，以防变黄。鼻内以白梨削小锭塞之，取下清涕者多生，无涕多死。齿白如盐者，死。神昏者，加人参、麦冬于承气汤中，多保生全。用血分、阴分药佐大黄，而枳壳、厚朴不可多用也。

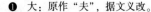

❶ 大：原作"夫"，据文义改。
❷ 饮：原作"引"，据文义改。
❸ 如：原作"而"，据文义改。

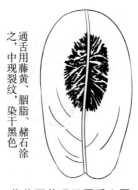

通舌用藤黄、胭脂、赭石涂之，中现裂纹，染干黑色

紫黄厚苔现干黑舌心图

满舌紫黄厚苔，试之干燥，舌心有裂纹，焦干纯黑色，大便闭结，烦躁发烧，鼻无涕，两孔如烟煤，唇裂，齿缝出血，乃邪火深入心肺，津液将竭，不仅胃阴枯槁也。如表里四肢皆热，发渴，乃肾水将竭之兆，黄连大黄泻心汤之证也，其人多死。如恶寒，有虚汗，两足凉者，乃命门元阳飞越，火升于上，阳空于下，附子泻心汤证也，其人多生。头上汗珠如豆者，必死。两汤用法，皆当佐以滋阴生津之物，梨汁为上，蔗汁、藕汁次之，麦冬、天冬、花粉、玉竹、生地，皆不可少也。

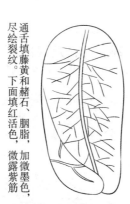

通舌填藤黄和赭石、胭脂，加微墨色，尽绘裂纹。下面填红活色，微露紫筋

满舌厚苔，尽干尽裂，不卷不缩，舌下红润图

满舌黄紫厚苔，连边皆干，而不卷不缩。看舌之下，仍有红活之意，其人只神昏，燥、渴皆减。以手指试之，如硬皮一层，蒙于物上者，重按之而内软意，乃火已退，津液未复之时也。急以蜜水时时润之，内服生地汁、梨汁、藕汁、蔗汁甘寒之品，以人参驾驭其间。阳虚足凉者，送黑铅丸十数粒。肌热者，服绿豆皮。便结者，用蜜煎导法，徐俟津回阴生，其舌即脱一壳而愈。黑铅丸，方见《医门法律·中风门下》。

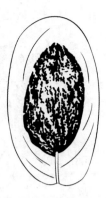

其黑甚薄，直如笔扫。舌尖及两旁用淡红色，稍后用粉，再后，粉和藤黄。自中及稍前，以墨笔涂之

薄黄苔，滑润有津，上罩浮黑图

舌尖及两旁多无苔，稍后白苔，再后薄黄苔。其舌滑润有津，正中罩浮黑，如以浓墨笔涂抹者，乃水乘火位，大寒之证也。八味丸、四逆汤、白通汤，皆当急用。若心、肺有浮火，及表证未净者，照病用清凉或发散之汤剂，以送丸药，轻则八味丸，重则黑铅丸，配其轻重，总以热药为主。

此舌不仅伤寒为然也，疟、痢二病皆有之。又多在盛暑、新秋极热之时，夏月伏阴在内，张景岳先生论之详矣。不必再赘，谨申明用药大旨。

疟证见此，大抵寒多热少之牝疟也。以桂附为丸，参以《金匮》蜀漆云母之法，于未发前二刻服之，及其冷过热来，另用辛寒、甘寒之汤药。

痢证见此，照常用《医学心悟》止痢散法为汤，另送八味丸、黑铅丸，可也。

调胃承气汤

治表解有汗，里热不除。

今日气虚者多，凡伤寒应下之证，非大满大实者，通宜此法，佐以活血滋阴之药，最为平善，结粪在肠者尤宜。盖结粪在胃，发烧发渴；结粪在肠，烧而不渴。以此分辨，百不失一。

吴又可先生曰：瘟疫愈后，数日不大便，忽然发呕吐食者，下既不通，必反于上也，宜调胃承气汤下之，屡试屡验。若认作胃逆作呕，而妄用半夏、干姜，以助其燥，则津愈枯，而粪愈结，多致危殆。总以大便之闭与不闭为辨耳。

即大承气汤去枳实、厚朴，加甘草也，不必另为图，分两临时照今法斟酌。大抵用此汤时，皆在伤寒七八日间，必有结粪。药轻则结粪不下，药重其人又不支，莫妙于加蜣螂之一法。盖蜣螂推粪之物，助大黄、芒硝，推转最捷，屡用屡效，观《本草纲目》之附方可知也。

桃仁承气汤

治血结胸中，手不可近，或中焦蓄血，寒热胸满，漱水不欲咽，善忘，昏迷如狂者。

桃仁五十粒　准今法二十粒　桂枝三两　准今法三钱　大黄四两　准今法四钱　芒硝二两　准今法二钱　甘草二两　准今法二钱

上五味，以水七升，煮取二升半，去滓，纳芒硝，更上火，微沸下火，先食服五合，日三服，当微利。

抵当汤并丸

治伤寒蓄血。

水蛭三十个　准今法八个　虻虫三十个　准今法八个　大黄三两　准今法三钱　桃仁三十个　准今法十个

上四味，为散，以水五升，煮三升，去滓，温服一升。不下，再服，利为度。水蛭、虻虫原注"熬"字，煮而再炒也。虻虫去头、翅、足，桃仁去皮尖。

水蛭二十个　准今法六个　虻虫二十个　准今法六个　桃仁二十个　准今法八个　大黄三两　准今法三钱

上四味杵，分为四丸。以水一升，煮一丸，取七合服。若不下，更服。

张景岳先生曰：太阳病，身黄，脉沉结，少腹硬，小便不利者，为无血也。小便自利，其人如狂者，蓄血证也。热蓄血分，留结下焦，则生狂躁。论曰热结膀胱，其人如狂是也。

此为抵当汤证，详注图内。

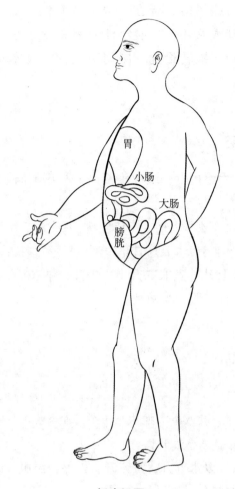

抵当汤图

　　此蓄血下焦方也。经文指为热结膀胱，盖其血仍自胃来也，由胃而入于小肠，至小肠、膀胱交会之处。膀胱有下口，无上口，其血不能渗入，所渗入者水耳，故小便自利，则瘀积之血，皆后输而入于大肠，愈久其色愈深，故大便黑色也。其不能尽入大肠者，溢于膀胱之外，渐满少腹，疼而拒按，蓄血至此，已成条、成块，不能再归经矣。直用峻猛之药，使之洞下无疑也。绘法：胃内填胭脂色，至小肠而渐变深紫，至大肠而变黑色，膀胱之外亦染深紫，以渐而淡，布满小腹，庶一目了然矣，太阳证也。

　　又曰：阳明证，其人善忘，屎虽硬而大便反快，其色黑者，是亦蓄血之证。

　　此为桃仁承气汤证，详注图内。

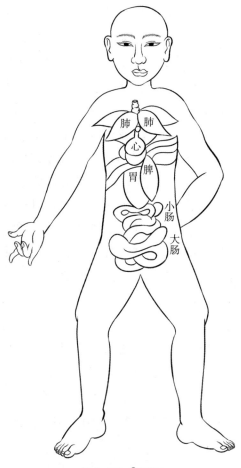

桃仁承气❶汤图

经文血结胸中，知胃之内外皆有血也。又曰：或中焦蓄血者，血瘀已
到心脾间也。阴火逼心，故善忘，昏迷，如狂。脾为瘀血所困，火不能
伸，止漱水而不欲咽也。营气生于心脾，发于中焦。方中大用桂枝，以行
营气。所血之已凝者，随大黄、芒硝，由大便而去，其虽瘀而未凝者，随
桂枝循营气以归经，攻下之中，仍寓挽留。盖血瘀于上、中二焦，犹有可
以归经者也，故下破只用桃仁也。胃之外，即胸也，用胭脂染紫色，胃之
内染深紫色，至小肠上截而止。心、脾之间染淡紫色，界横纹作营气状，
以见用桂枝引血归经之妙。心之上绘肺，小肠之下绘大肠，无血之处不填
色也，阳明证也。

《金鉴》注曰：膀胱为水腑，血本无所容蓄者也。少腹者，膀胱之

---

❶ 气：原脱，据文义补。

室也。热结硬满，当小便不利，而反利者，是病不在膀胱内，而在少腹内也，可知其随经之营血，因瘀热而结于少腹之里，非膀胱之里也。故小便虽利，而硬满急结，蓄血仍瘀于少腹也。热淫于内，神魂不安，故发狂。血瘀不行，则营气不运，故脉微而沉。营不运则气不宣，故沉而结也。营气不周于身则身黄。消谷善饥者，胃火炽盛也。大便反易者，血之濡也。色黑者，蓄血渗入也。善忘者，血不荣，智不明也。皆瘀血之征❶兆，非至峻之剂，不足以抵其巢穴，而当此重任，故以抵当名也。蛭，虫之善饮血者，而利于水。虻，虫之善咂血者，而猛于陆。并取水陆之善取血者以攻之，同气相求。更佐桃仁之苦甘，推陈致新。大黄之苦寒，荡涤邪热也。若热虽盛而未狂，少腹满而未硬，宜小其制为丸，以缓治之。若外证已解，少腹急结，其人如狂，是转属阳明，用调胃承气汤加桃仁、桂枝之行血者于其中，以微利之，胃和则愈矣。此桃仁承气汤为治之缓者也。

　　按：此法古方虽在，难用者久矣。虻虫、水蛭二物既不易得，即得之，而病家疑惧，多不敢服。病家之亲友，无论知医与否，无不从旁掣肘者。惟读书明理之儒家，取各书与之细阅，始肯勉强一试耳。然又何必哉！莫如早合为丸，遇浑浑穆穆之愚民全不识药性者，给与服之，比及下血，亦不归咎于药也。舍此二者，概不能用。以桃仁承气汤加苏木、红花代之可耳。

附子泻心汤

　　治伤寒表解，心下痞，恶寒汗出者。恶寒汗出，皆真阳已虚，将脱之兆。若头汗如珠，则不治矣。不仅表阳虚也，表邪已解之后，安有真阳不虚，而恶寒者乎！心下痞者，热气结聚也。方以泻心名汤，则心火之盛可知矣。方用大黄，胃火之壅可知矣。又佐黄芩，心火之入肺可知矣。经文虽简，参以药性，无难领会。若以心下痞为气郁，恶寒汗出为卫虚，则失之远矣。

　　大黄二两　中准今法二钱以上　黄连一两　准今法一钱以上　黄芩一两准今法一钱以上　附子一枚，炮，去皮，别煮汁　准今法二钱，再少亦无济

　　三黄以麻沸汤渍之，须臾，绞去滓，纳附子汁，温服。

　　凡此证多在伤寒、瘟疫六七日间，邪已传胃，失下使然也。一人之

❶ 征：原作"微"，据《医宗金鉴·订正仲景全书伤寒论注》改。

身，上热下寒，前热后寒，危在旦夕。先清火则真阳立减，先回阳则心肺立焚。长沙神圣工巧，创此分煎对服之法。下咽之后，三黄清火，附子回阳，并行不悖，无偏无倚，为天地立心，为生民立命，岂仅开医学之法门哉！

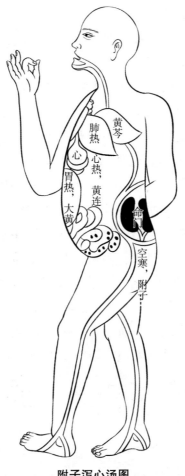

附子泻心汤图

　　心、肺皆填朱色，以见火之入脏也。胃内上填淡红，下填深红，加结粪以见必用大黄也。大、小肠皆染淡红。大肠内加结粪，以见腹满便闭也。胸腹皆染淡红，以见火气熏蒸也。肾络之内，皆染淡墨，寻经而下，经络内加深墨，足上加淡墨，以见两足冰冷也。两肾染浓墨，以见肾脏极寒也。肾脉自肺以上，至喉至舌，又染红色，以真火飞腾也。顶额微加淡红，所谓戴阳证也，舌色已绘于承气汤后第四舌图中。

　　麻沸汤渍，后人不能如法，只用净水扬过百遍，用大火急煎三黄三滚，取下冷定，以候对合，即取气、取轻之义也。长流水更佳。

附子宜慢火浓煎。

三黄冷定，附子就热，对合即服。

此证头热、汗出如珠者，真阳上脱也，不治。

此证下小便，其人不知者，真阳下脱也，不治。

此证足冷过膝者，不治。

此证鼻孔如烟煤，用梨锭取之，无涕者，不治。

此证舌卷、舌缩者，不治。

窃按：病势至此，大气已虚，多有不可下者。亦有大便未结，胀满未甚，不必下者，不可拘以必用大黄也。胃火既盛，胃阴必竭，当用甘寒之品以滋之。心肺之津液，尤关紧要。《己任篇》曰：心中之津液不干，其人不死。以是知养心滋液为治伤寒第一要义也。且火盛则痰壅，火炼则痰粘，杜塞贲门，饮食少入，其败更速，则牛黄在所急需矣。既清心火，又利胃痰，一举而两得也。古人之大经大法，原以脏腑之阴阳寒热，示人用药之规矩，未尝不望人巧也。尝用变通之法，易苦寒为甘寒，全活甚众，其实一遵经义，不敢少生枝节也。仍以黄芩两清肺胃，而佐以二冬、牛黄、犀角，清心化痰，而导以莲心，再用槐实清大肠，以泄胃火，而以梨汁、藕汁、蔗汁，灌溉其间。遇真有当下之证，亦不过大黄一钱、蜣螂一个而已。而附子一味，多用之既恐偏热，少用之又不能直达命门。每加肉桂、熟地、怀牛膝以为佐使，分煎对服，一如经法。是述非作，祈共谅之。若云妄比《景岳全书》之新方，则罪滋大矣。

黄芩钱半　麦冬一钱　天冬五分　牛黄三分　犀角一钱，磋　槐实一钱

如大便闭结，腹胀满不得不下者，加大黄一钱、酒煅蜣螂一个。如渴甚者，加煅石膏五分。如肌肤泛红，隐隐有血色者，欲发斑也，加紫草三钱，水一大茶杯，猛火急煎三沸，加梨汁、藕汁、蔗汁，各一酒杯，再煎一沸，冷定。

附子钱半，制　肉桂五分　熟地一钱　怀牛膝五分

水一大茶杯，慢火浓煎至半杯，就热对合即服。

服后，两足回暖，舌苔渐润，其人必愈。次服，当减其分两。

若再见效，不必再用此法，只以清火、生津、利痰甘寒之药，送黑铅丸二三十粒可也。

芍药甘草附子汤

发汗，病解，反恶寒者，虚故也，此方主之。

芍药三两　准今法三钱，不炒　甘草二两　准今法二钱，炙　附子一枚
准今法二钱，制

上三味，以水五升，煮取一升五合，去滓，分温服。

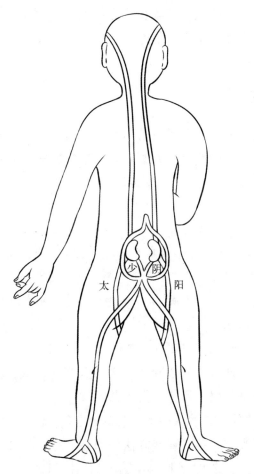

芍药甘草附子汤图

　　阳虚者，恶寒之本也，责在少阴。绘少阴下截之脉，于中两肾之中，
命门也，填浓墨，以见极空、极寒。肾络围内，以渐而淡。恶寒者，阳虚
之标也，责在太阳，加绘脊旁太阳两大脉。太阳属表，自背及颠，皆以淡
黑渲之，脉内色稍浓，知为恶寒之象也。肾形在腰，太阳脉在背，故绘背
面之图。

此方应列麻黄汤下，因恶寒乃真阳之虚，与附子泻心汤同❶义，故列于此，以见恶寒当求之命门真火，不仅责之表虚也。若误认为《温疫论》中，里热外寒之厥逆，凉散一投，死不旋踵矣。

《金鉴》注曰：发汗病解，而反恶寒，比未汗时更甚，其阳虚可知矣。夫太阳、少阴为表里。太阳之病，本由少阴之虚，不能藏精，而为阳之守也。今恶寒，反见于发汗病解之后，是寒邪已从外解，太阳阳虚，不能卫外而为阴之使也，则亡阳之兆已见于此。若仍用桂枝汤攻表，非以扶阳反以亡阳也。故以芍药收少阴之精气，甘草缓阴邪之上行，附子补坎宫之少火，但使肾中之元阳得位，则在表之恶寒自解耶。

栀子豉汤

治阳明病脉浮而紧，咽燥口苦，腹满而喘，发热汗出，不恶寒，反恶热，身重烦躁，心中愦愦，怵惕懊恼，目疼鼻干，不得卧。此阳明本经病，而邪火传心者也。脉浮，邪仍在表也。脉紧，邪气实也。咽燥，膻中之热气上熏也。口苦，邪火逼心，心气外泄，勿认作少阳表证之口苦也。胃主肥❷肉，邪壅胃之外与胃之上脘，逼入肉里，故汗出身重，而发热恶热也。邪火壅满胸际，上下失调，升降不舒，故腹亦满也。烦躁，邪火逼心也。愦愦，昏也；怵惕，惧也；懊恼，烦之甚也，皆极形。膈上郁蒸之相火无出路，循经上面，目痛鼻干，又现阳明表证。不眠，亦阳明表证也。既不在经，又不在里。高者越之，舍吐更无别法矣。

栀子十四枚　准今法生者四钱　香豉四合　准今法六钱至八钱

上二味，以水四升，先煮栀子，得二升半，纳豉，煮取一升半，去滓，分二服，温进一服。得吐，止后服。

若少气者，加甘草二两准今法二钱。若呕者，加生姜三两准今法三钱。

原方下加减尚有二条，皆变吐法为泄法者也。原非此方本义，故不敢录。盖病情变幻，圣法敏捷，转恐初学目迷五色也。

《金鉴》注曰：太阳以心腹为里，阳明以心腹为表。盖阳明之里是胃实，不特发热、恶热也。目痛鼻干，汗出身重，谓之表。一切虚烦虚热，咽燥口苦，舌苔，腹满，烦躁不得卧，消渴而小便不利，凡在胃之

---

❶ 同：原作"固"，据文义改。
❷ 肥：清抄本作"肌"。

外者，悉是阳明之表也。长沙制汗剂是开太阳表邪之出路，制吐剂是引阳明表邪之出路。所以太阳表邪，宜汗不宜吐；阳明表邪，当吐不当汗。栀子苦能涌泄，寒能胜热，其形象心，色赤通心，故主治心中一切热证。豆形象肾，又色黑入肾，制而为豉，轻浮上行，能使心腹之浊邪上出于口，一吐而心腹得舒，表里之烦热悉解矣。所以然者，急除胃外之热，不致胃里之实。此栀子豉汤为阳明解表之圣剂矣。热伤气者少气，加甘草以益气。虚热相抟❶者多呕，加生姜以散邪也。

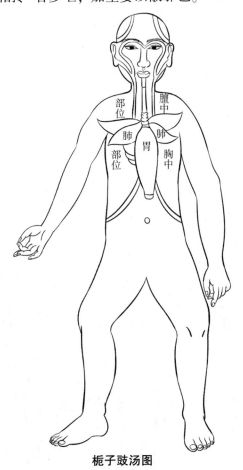

栀子豉汤图

病属阳明，绘胃腑，并阳明之脉络在面者，脉中加红色，以彰目疼鼻干也。胃之外为胸中，心之界也。胃之上为膻中，肺之界也。邪火逼心，绘心形。病在膻中，兼绘肺形。心之受邪重，加深红色。胸中皆渲淡红，既为应吐之病，则非仅火也。膻中至高之地，及胃之上脘，皆有痰沫，用红、黄、蓝三色相杂，以见风火生痰沫，痰沫裹风火，非吐不愈也。

---

❶ 抟：原作"博"，据《医宗金鉴·删补名医方论》改。

此吐剂之轻者也，瓜蒂散吐剂之重者也。每遇证之稍重于此者，本方中加瓜蒂五分，即快吐而愈。两方中适中之法也，《温疫论》曾用之矣。

瓜蒂散

治胸中痛硬痰饮，一切实邪，及气冲咽不得息者，用此吐之。痰饮皆有形之物，故痛而硬。非仅如栀子豉汤证之虚火也，其痰必粘结，更非仅有涎沫也。气冲咽不得息者，言气上逆而不下降，喘而不得休息也，皆痰饮阻塞所致也。

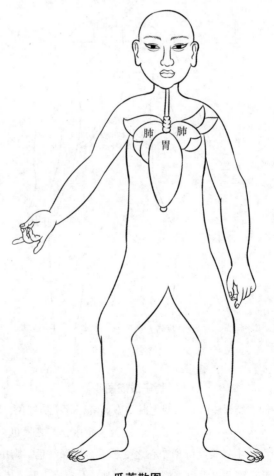

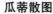

瓜蒂散图

气冲咽喉，病在膻中，肺部主之。绘肺叶作上翻形，以见气之上冲也。痰饮停于胃之外与胃之上脘，染黄绿相间之色。黄为痰，绿为饮。其形结聚，痛硬之状也。

瓜蒂今法一钱上下，熬黄，煮而再炒也　赤小豆今法一钱上下

上二味，各别捣筛，为散已，合治之，取一钱匕，以香豉一合今法三钱，热汤七合，煮作稀糜，去滓，取汁和散，温顿服之。不吐者，少少加服，得快吐乃止。

《金鉴》注曰：胸中者，清阳之府，诸邪入胸，阻塞阳气，不得宣达，以致胸满痞硬。必得酸苦涌上之品，因而越之。上焦得通，阳气得舒，痞硬可消，胸中可和也。瓜蒂极苦，赤小豆味酸，相需相益，能除胸中实邪，为吐剂中第一品也。而佐香豉粥汁合服者，轻浮上行，借谷气以升胃气也。得快吐即止者，恐伤胃中元气也。汗、吐、下三法鼎立，今人不知岐伯、长沙之精义，置而不用，可胜惜哉。

汪切庵先生曰：胸中痰饮与虚烦者不同，越以瓜蒂之苦，涌以赤小豆之酸，吐去上焦有形之物，则木得舒畅，天地交而万物通矣。

瓜蒂其性上提，能系全瓜而不坠，上吸之力大，故能吸痰上出，为吐剂要药，非仅取其苦也。赤小豆燥可去湿，为利痰豁饮之要药，非仅取其酸也。助以豆豉之轻浮上行，则无不出之痰饮矣。

《医方集解》载许多变方于此方之后，皆小家之轻变圣经者，概不可信。

小陷胸汤

治心下痞，按之则痛，脉浮滑者。脉浮者，邪在表也，非在经之表，即所谓胃腑之外，阳明以胸中为表者也。滑者，痰也。痰结胸中，按之则痛也，与栀子豉汤应吐之证略同，但彼在上焦，故应吐，此在中焦，故应陷也。汪切庵先生所谓热痰塞胸是也。毫厘之际，而治法判若天壤，临证者可不细察哉？此证伤寒多有之，不必拘定误下为然也。后篇大陷胸汤方，专指误下而言。

黄连一两　准今法一钱以上　半夏半升　准今法三钱　栝楼实一个　准今法用三钱

上三味，以水六升，先煮栝楼实，取三升，去滓，纳诸药，煮取一升，分温三服。

《金鉴》注曰：此热结未深者也。曰在心下，不似大结胸之高在心上也。曰按之痛，较手不可近为轻矣。脉之浮滑，又缓于沉紧也。但痰饮素盛，挟邪热而内结，所以脉见浮滑也。半夏之辛散之，黄连之苦泻之，栝楼之润涤之，皆所以除热、散结于胸中也。分温三服，皆缓治之法，故曰小也。

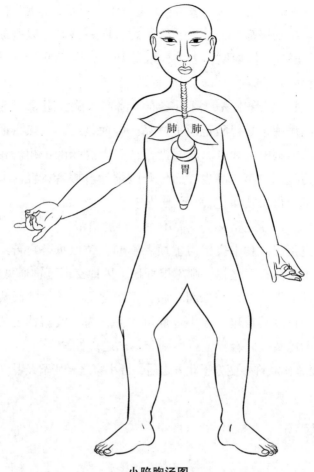

小陷胸汤图

　　邪在心下，属胸中，不属膻中，故肺部无病。痰火皆在胃之上脘，故可以泄而下也。绘肺、心、胃形。心之下，胃之外，皆用红黄相间，作朵云之形。红为火，黄为痰，以见痰因火聚，必须黄连清火，半夏乃可化痰。半夏化痰而后，栝楼乃可涤痰也。圣神用药恰中病势，少一味不可，多一味亦不可也。

程郊倩先生曰：攻虽不峻，而一皆直泻其胸中之实邪，故亦曰陷胸也。

大陷胸汤丸

主治伤寒发热，不发汗，而反下之，表热乘虚，入于胸中，与不得为汗之水气，结而不散，令心下至少腹硬满，而痛不可近。其人身无大热，但头汗出，或潮热、燥渴、脉沉紧者。汗者，津液之所化也。发热欲作汗，则津液已离位矣。及不得作汗，故反而为水，结于胸中也。其硬痛直至少腹者，是火挟水气，已浸入肠胃矣。痛不可近，较按之则痛，病益坚实矣。身无大热者，邪火归内，不在表也。头汗出而潮热者，火势盛，阳气上冒也。燥渴者，水结津液不行也。原文虽未及心胸以上，观方中用葶苈、杏仁，知其病已至膻中上矣。不言痰者，盖热水聚于胸中，痰渐化为浊水，水泄则痰自去，故不用半夏也。其病贯澈上下，而仍以陷胸名汤者，以邪火结于胸中者重也。总之，不应下而下，邪火内陷，水亦随之上冲于肺，下溢于肠，故用葶苈、杏仁以泄上，硝、黄涤中，甘遂驱水也。

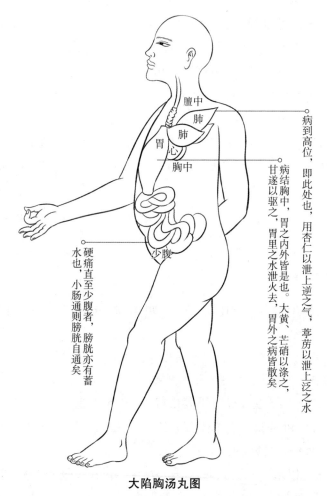

膻中　肺
肺
胃　心
胸中
少腹

病到高位，即此处也，用杏仁以泄上逆之气，葶苈以泄上泛之水

病结胸中，胃之内外皆是也，甘遂以驱之，胃里之水泄火去，胃外之病皆散矣。大黄、芒硝以涤之，

硬痛直至少腹者，膀胱亦有蓄水也，小肠通则膀胱自通矣

大陷胸汤丸图

　　汪讱庵先生曰：表邪入里，结于高位，在膻中部分，逼近于肺。绘肺叶上翻之状。胃之内外，直至小肠，皆渲红绿相间之色，作翻波状。红为火，绿为水，与经文之状乃合。图其人胸高腹凹，以状其结胸也。

大黄六两　准今法三钱已足　芒硝半斤　准今法二钱已足　葶苈半升

准今法一钱已足　杏仁半升　准今法二十粒　甘遂古本多无分数，《医方集解》定以一钱，即以一钱为式可也

上五味，以水先煮大黄、葶苈，去滓，纳芒硝，煮一二沸，纳甘遂末，温服得快利，止后服。

如未剧者，加白蜜二合，作丸如弹子大，水煮一丸服，过宿乃下。如不下，更服。

此方各大家注解甚多，皆文意深远，后人无可寻绎。惟汪讱庵先生云：表邪入里结于高位，以致三焦俱实，手不可近，数语，为得结胸情状。详观药味，可以领会矣。用葶苈者，以泄其上溢之水也。用杏仁者，以降其上逆之气也。天水既降，沟渎易通，加甘遂之毒药，以攻其水，而用大黄、芒硝，攻击涤荡于其间。寒可去热，咸能软坚，邪热积水，皆从肠胃洞下无遗矣。重者用汤，轻者用丸，本无难晓。而今人之不敢用者，以药味太峻，分数过多故也。《伤寒论》一书，本断简残编，此方分数之重，或当时误抄，或由他方错入，皆不可知。总之，尽信书，则不如无书也。观其变汤为丸，如弹子大，只服一丸，则古今人之不相远也明矣。用葶苈至于一升，以古法计之，十撮为一勺，十勺为一合，十合为一升，安有用葶苈至千撮者哉？其它可类推矣。能知此理，古方未尝不适用也。

黄连汤

治伤寒胸中有热，胃中有邪气，腹中痛，欲❶呕吐者。胸中者，胃之外与胃之上，心肺之部也。邪，寒邪也，观方中之用干姜可知也。腹中痛者，寒气下注于肠也。欲呕吐者，寒气涌热气，热气涌痰涎而上也。附子泻心汤，是上热下寒；此证是上热中寒，外热内寒。

黄连三两　准今法三钱　干姜三两　准今法三钱　甘草三两　准今法三钱　人参二两　准今法二钱　桂枝三两　准今法三钱　半夏半升　准今法三钱　大枣十二枚　准今法四枚

上七味，以水一斗，煮取六升，去滓，分五次服日三服，夜二服。

《金鉴》注曰：热在胸中，有烦躁郁闷之证可知，胃中反有邪气，以寒邪被格在下故也。此证寒热俱有，较之大青龙汤证之寒热，已向近里一层，故其证不见之表里，而见之上下也。腹中痛者，阴邪在胃，而

---

❶ 欲：原作"有"，据《医宗金鉴·订正仲景全书伤寒论注》改。

寒乃独治于下也。欲呕吐者，阳邪在胸，而热乃独治于上也。此为上下相格，治法亦寒热并施，而辛寒易以苦寒，辛热易以苦热，更以人参、半夏，以补宣中气，升降阴阳。自此条而及泻心诸汤，皆其法也。

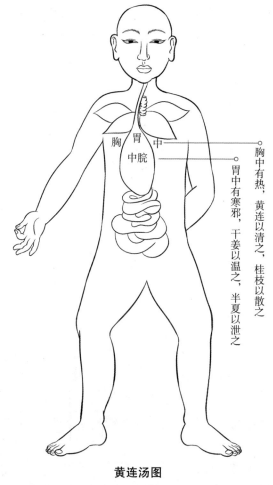

胸　胃　中
中脘

胸中有热，黄连以清之，桂枝以散之

胃中有寒邪，干姜以温之，半夏以泄之

黄连汤图

　　绘心、肺、胃、大小肠全形。胃之外，自中脘以上，皆渲淡红，胸中之热象也。胃之内，自中脘以下，直至小肠，皆染淡墨，寒邪积而腹痛也。胃口上至咽喉，稍加黄色，以见痰涎上涌，欲作呕吐也。

　　胸中有热，当清也，以黄连清之，又恐其下沉而益寒也，升以桂枝，就可领之外出。胃中有寒，宜温也，以干姜温之，又恐其上留而益热也，降以半夏，就可领之下泄。加甘草、大枣，以建中焦之营气，营气一舒，寒热悉化。更加人参助气，斡旋于其间，热退寒开，悉归太和。此方之巧，同于造化。奈何不从此深求，而徒习小家之浅说哉。市井业医者，若遇此病，必曰气滞，大用槟榔、乌药、厚朴，肆无忌惮矣。

半夏泻心汤

治伤寒五六日，呕而发热，柴胡证具，而以他药下之，但满不痛，心下痞者。小柴胡汤证而误下之，邪气入内，盘据胸中，而为热气，胃中痰涎壅塞，清阳不运，反成浊寒。此不以上下分寒热，而以胃之内外分寒热也，重在浊涎壅闭，故半夏为君。

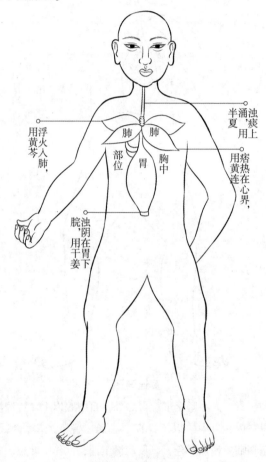

半夏泻心汤图

此方重在痞气也。痞气在心之下，胃之外，绘心、胃形，渲红色，如人身掌大一片，以见热邪结聚，必用黄连也。方中既用黄芩，则热气到肺矣，兼绘肺形，而以淡红染之。胃之内上口至喉，填黄条作痰❶涎，胃内渲淡墨，以见阴浊凝聚，仍间痰条，以见必用干姜，以佐半夏也。浊涎开则上下通和，寒热皆开矣，故以半夏名汤也。

---

❶ 痰：原作"淡"，据文义改。

半夏半升 准今法三钱以上　黄芩三两 准今法三钱　干姜三两 准今
法三钱　人参三两 准今法三钱　黄连三两 准今法三钱　甘草三两，炙
准今法三钱　大枣十二枚 准今法四枚

上七味，以水一斗，煮取六升，去滓，再煎取三升，温服。

凡汤之以泻心名者，皆用黄连，以胸中热气，实逼包络，恐烁心中
津液，非仅以部位言也。痞虽虚气，而热则实火，故必以泻❶名之。火
必有焰，上而到肺，黄芩之所以加也。少阳证本呕，误下而邪气入里，
胃中不和，浊涎必盛。本文虽未言下后仍呕，知其呕如故，王又原之注
是也。喻嘉言先生曰：胸中为阳，心下为阴，邪气入阳分则变火，入阴
分则变寒，一定之理。观方中之用干姜，知其胃中浊阴结闭无疑也。治
痞开胃止呕，法用辛散苦泄。干姜大辛也，而助以半夏，则邪外散矣。
黄连大苦也，而助以黄芩，则邪下泄矣。药仅四味，而清火、化痰、破
结、止呕，皆能兼到，真圣法也。而以半夏为君者，使之上自咽喉，下
至幽门，涤荡痰涎，一线而下。上下通，则内外和，火散寒消，而痞气
开矣，未尝用分厘破气之药也。若非此圣法在前，即诸大家遇此证，亦
恐不免试以枳、朴。况后世操刀之辈，有不木香、青皮、槟榔、乌药纷
纷乱投者哉？

生姜泻心汤

治伤寒汗出解后，胃中不和，心下痞硬，干噫食臭，胁下有水气，
腹中雷鸣下利者。汗解之后，胃中当和，而反不和者，以汗后津液干涸，不
能流通也。心下痞硬者，痞虽虚气，硬则有物也。气从胸中上起者，谓之噫。
干噫者，无物可吐也，胃中干涸之明征也。食臭者，食后出气而臭也。胃中清
阳下陷，浊阴上腾，阴阳痞隔也。凡兹数者，一由胃中之干燥，一由胁下之水
气也。水气上溢于心上，故为痞、为硬；下注于腹中，与气两相激射，作雷鸣
也。水气浸入于大肠，非灌入者，比欲去而不能洞下，故作利也。细审病情，
胸中之痞硬，乃热气裹水，合胸中阳气而为火。腹中之雷鸣，乃阴气逼阳气，
合腹中之阴气而为寒也。半夏泻心汤是以胃里、胃外分寒热；此证是以胃里、
胃外分燥湿，病势变幻难寻，当从药味中求之。用芩、连，则知心肺皆热，不
仅胸中也。用干姜，则知腹中因湿而变寒也。生姜辛润流通，所谓辛以润之，

---

❶ 泻：原作"泄"，据文义改。

同芩、连，既生胃中之津，同半夏，又驱胁下之水。故以生姜名汤也。水气化，斯归正路，从小便出而利自止矣。利，即今之痢证也。

甘草二两，炙　准今法二钱　人参三两　准今法三钱　干姜三两　准今法三钱　半夏半升　准今法四钱，制　黄芩三两　准今法三钱　黄连一两　准今法一钱　生姜四两　准今法六钱　大枣十二枚　准今法五枚

上八味，以水一斗，煮取六升，去滓，再煎取三升，温服一升，日三服。

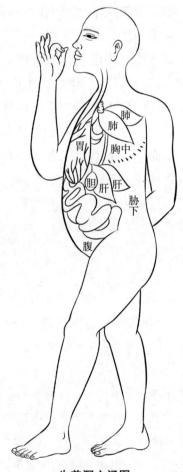

生姜泻心汤图

此图应绘侧面，上绘食、气二管，以次绘肺、绘心以及胃口，皆露半面。心、肺渲淡红，布于胸中。胃内不着色，下画荷叶纹，作食物不消状，中用干墨上扫，作噫状。胃下微露小肠，不着色，即于其旁，绘肝胆半面。肝系通心，着红色。胁下渲绿色，作水气。露大肠形，以大肠在左也。肠外渲绿色，肠内绿黄相间，作下利状。腹中及空处染淡墨，以昭寒象也。

《金鉴》注曰：伤寒汗出之后，余邪转属阳明，心下痞满硬痛，不大便者，此其人胃素燥热，因而成实，攻之可也。今其人平素胃虚，兼胁下有水气，即不误下，余热乘虚入里，结成痞硬，胃虚不能消化水谷，则干噫食臭也。胃中寒热不和，则腹中蓄阳下利也。名生姜泻心汤者，其义重在散水气之痞也。生姜、半夏散胁下之水气，人参、大枣补中州之土虚，干姜、甘草以温里寒，黄芩、黄连以泻痞热。备乎虚、水、寒、热之治矣。

火在心，黄连泻之。火上肺，佐以黄芩。胃中不和，半夏以和之。腹中寒，干姜以温之，而统以生姜之辛润，同芩、连，既散胸中之热，同半夏，又消胁下之水。甘草、大枣扶助脾土，人参斡旋元气，阴阳调和，水气自散。利由水作，水散而利自止矣。不必消食，胃和而食自化矣。不必降气，痞开而噫自止矣。可见消食、降气之品，如木香、槟榔、砂仁、白蔻、山楂、麦芽等物，后人之视同菽粟者，圣神则畏若鸩砒矣。

旋覆代赭[1]汤

治汗、吐、下解之后，心下痞硬，噫气不除。此证之痞硬，则无热也。不用黄连，故不以泻心名汤矣。缘汗、吐、下病解之后，本身阳气随邪火而去，脾阳不运，清气下陷，阴浊之气得以上逆，故噫而不止也。停饮不消，亦随浊气上溢，痰涎随之结为痞硬。痞为浊阴之气，硬则痰水也。

旋覆花三两　准今法三钱　人参三两　准今法三钱　半夏半升　准今法四钱　代赭石一两　准今法一钱半　生姜五两　准今法五钱　甘草三两　准今法三钱　大枣十二枚　准今法四枚

上七味，以水一斗，煮取六升，去滓，再煎取三升，温服。

《金鉴》注曰：汗、吐、下解之后，邪虽去而胃气已亏矣。胃气既亏，三焦因之失职，清无所归而不升，浊无所纳而不降，是以邪气留滞，伏饮为逆，故心下痞硬，噫气不除。方中以人参、甘草养正补虚，姜、枣和脾养胃，所以安定中州者至矣。更以代赭石之重，使之敛浮镇逆。旋覆花之辛，用以宣气涤饮。佐人参以归气于下，佐半夏以蠲饮于上。浊降痞硬可消，清升噫气自除。观仲景治少阴水气上凌，用真武汤镇之；治下焦滑脱不守，用赤石脂禹余粮固之。此胃虚气失升降，复用此法理之，则胸中转否为泰，其为归元固下之法，各极其妙如此。

---

❶　此处原衍"石"字，据目录删。

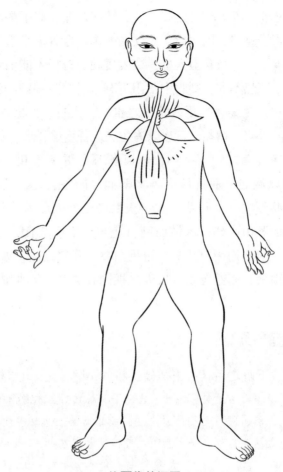

旋覆代赭汤图

此病全在气分，其图难绘。于心下、胃口之上，作痰水状，以淡绿裹
黄条作痞形，胃内自中脘而下，薄朱和墨作阴浊气，干笔上扫作逆气状，
直至喉间，故作噫也。方中无黄连，非热也；无干姜，非寒也。不过阴浊
之气耳，不得已以朱和墨也。

旋覆花咸能软坚，苦能下气，辛能开水利痰。同半夏则化痰，同生
姜则行水，同赭石则降气。赭石气味俱重，能镇之不复再逆，故以二味
名汤也。而用甘草、大枣，充周营气，以横开之，人参助胃气以催之，
无不开之痞、不降之气矣。历观治痞诸方，无不用人参者。可见古之行
气也，益其源而助其流，今之行气也，损其源而竭其流。只知人参之补
气，不知人参之行气也。如仅能补气，与黄芪又何异乎？岂能价过金珠
哉？此方去甘草、大枣，加黄连、制过之吴茱萸，治肝经阴邪犯胃呕吐，
法详《临证指南》。

下　卷

小青龙汤

治伤寒表不解，心下有水气，干呕，发热而咳，或渴，或利，或噎，或小便不利，少腹满，或喘者。表不解，乃太阳表邪未解，故发热也。观方中用细辛，则知渐传少阴矣。水停心下，水气上射于肺，故咳；水逼胃脘，津液不化，故干呕也。

麻黄三两　准今法三钱已多　芍药三两　准今法三钱　五味子半升　准今法二钱　甘草三两　准今法三钱已多　干姜二两　准今法二钱　半夏半升准今法三钱　桂枝三两　准今法三钱　细辛三两　准今法一钱

上八味，以水一斗，先煮麻黄，减二升，去上沫，纳诸药，煮取二升，去滓，温服一升。

若渴者，去半夏，加栝楼根三两。渴者，水气逼胃，津液不化也。

若噎者，去麻黄，加附子一枚。水气逼胃则胃寒，寒气上逆，故噎。

若小便不利，少腹满者，去麻黄，加茯苓四两。心下之水不散则沉于腹，阴浊之气结于下焦，膀胱气化不行，故小便不利也。水无泄路，少腹益满矣。

若喘者，去麻黄，加杏仁半升。喘，水气冲肺，又上一层也，较噎则加重矣。

栝楼根三两，准今法三钱；茯苓四两，准四钱；附子一枚，准二钱；杏仁半升，准二十粒，去皮尖。

汪讱庵先生曰：此足太阳药也，表不解，故以麻黄发汗为君，桂枝、甘草佐之。咳嗽，肺气逆也，故用芍药酸寒、五味子酸温以收之。经曰：肺欲收，急食酸以收之也。水停心下则肾燥，细辛、干姜辛温，能润肾而行水。经曰：肾苦燥，急食辛以润之也。细辛又为少阴经表药。半夏辛温，能散逆气而泄水饮，为使也。外发汗，内行水，表里之邪皆散矣。

观于此，则讱庵先生已解作兼少阴证矣，特由太阳传少阴，非太阳

45

少阴两感也。咳喘，肺病也。轻为咳，重为喘，故加杏仁。呕噎，胃病也。轻为呕，重为噎，故加附子，以命门真阳为邪气所逼，将次离位，用附子同芍药以收之也。小便不利者，水气引邪气内陷，将入膀胱腑中，水邪重而表邪轻矣，故去麻黄，大加茯苓也。经文有微利，加荛花一条。《金鉴》以荛花即芫花，《尚论篇》以为非芫花，皆当阙疑不敢录也。

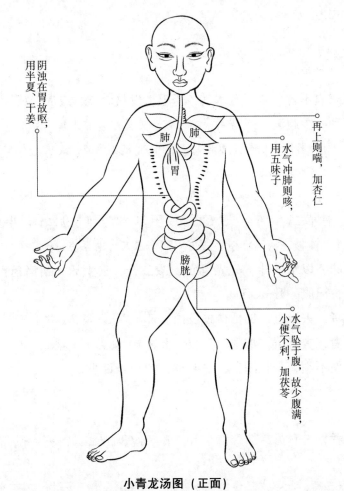

小青龙汤图（正面）

此图须绘两面。正面绘肺作上翻状，咳也，喘也。心下胃上渲绿色，水气也。胃内以绿和淡墨，湿浊阴凝之状也。再用干笔上扫作逆状，噎也，呕也。下绘二肠及膀胱腑，其空处皆渲淡绿作水形，少腹满、小便不利之状也。

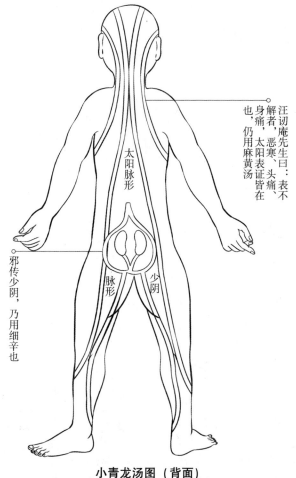

太阳脉形

汪讱庵先生曰：表不解者，恶寒、头痛、身痛，太阳表证皆在也，仍用麻黄汤

邪传少阴，乃用细辛也

脉形

少阴

小青龙汤图（背面）

  背面绘太阳、少阴大经之在背者，仍填风寒色，止渲至少阴经络围圈之内，而不入脏，是传入也，非太阳、少阴同病也，所以别于麻黄附子细辛汤也。

麻黄附子细辛汤

  治少阴病始得之，反发热，脉沉，二三日无里证者。少阴病不发热者，是直中也。发热者，是与太阳同病也。盖少阴之脉不通于表，其受邪也，轻者由太阳传入，小青龙汤是也。重者与太阳同病，所谓两感，此汤是也。故其发汗，仍取太阳出表之路，乃得汗解。只言发热，而不言头痛项强，太阳诸表证者，以邪入少阴者重也，故方中细辛分数重于麻黄。

  麻黄一两 准今法一钱 附子一枚 准今法二钱 细辛二两 准今法二钱已多

上三味，以水一斗，先煮麻黄，减二升，去沫，纳药，煮取三升，去滓，温服一升，日三服。

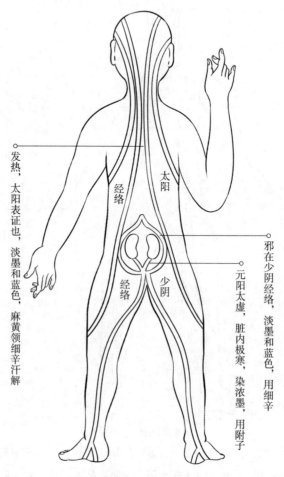

发热，太阳表证也，淡墨和蓝色，麻黄领细辛汗解

经络

太阳

邪在少阴经络，淡墨和蓝色，用细辛

元阳太虚，脏内极寒，染浓墨，用附子

经络

少阴

麻黄附子细辛汤图

《金鉴》注曰：少阴主里，应无表证，而反发热者，是有少阴之里而兼有太阳之表也。太阳之脉应不沉，今脉沉者是有太阳之证，而见少阴之脉也。发热无汗之表邪，不得不开。少阴之根本，不得不固。设无附子，则少阴之津液弛出，太阳之微阳外泄，必有亡阳之虑矣。

汪讱庵先生曰：此足少阴药也，太阳证发热，脉当浮，今反沉。少阴证脉沉，当无热，今发热，故曰反也。热为邪在表，当汗。脉沉属阴，又当温。故以附子温少阴之脏，以麻黄散太阳之寒。细辛乃少阴表药，领外邪出于太阳，同麻黄之力，仍从太阳汗解也。

凡少阴病，必其人元阳素虚，而后外邪得而入之。故少阴诸方，用附子者居多。而此方用附子之妙，又不仅救阳也。当此寒邪深陷，肾气又虚，麻黄、细辛虽能发汗，必不能领之全出，得附子以鼓荡元阳，正气充足，斯外邪一汗而解，所谓温即是补也。

黄连阿胶汤

治少阴病，得之二三日以上，心中烦，不得卧。少阴，足少阴肾也，其证则心火扰乱居多。盖君、相二火呼吸相通。少阴多寒证，独此汤所主为热病也。必其人本体阴虚，相火易动，故邪从火化，入心者多，上炎于肺，下连于肝，细玩药味可知也。

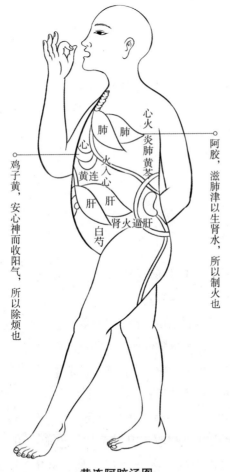

心火炎肺黄芩
肺
肺
心
火入心
黄连
肝
肝
肾火逼肝
白芍

鸡子黄，安心神而收阳气，所以除烦也

阿胶，滋肺津以生肾水，所以制火也

黄连阿胶汤图

按《金鉴》藏象图，心肾交通之处，心中本有肾系，即君相二火往来之路也，当绘之，上下皆填红色，心加深红，肾加淡红。肾火入心，所以用黄连不用知、柏也。上下并绘肝肺，肺为心火所炎，故用黄芩。肝为肾火所逼，故敛以白芍，皆染淡红可也。

黄连四两　准今法四钱已多　黄芩二两　准今法二钱　芍药二两　准今法二钱　阿胶三两　准今法三钱，不炒　鸡子黄二枚　准今法一枚

上五味，以水五升，先煮三物，取二升，去滓，纳阿胶化尽，小冷，纳鸡子黄，搅令相得，温服七合，日三服。

《金鉴》注曰：病在少阴而心中烦、不得卧者，既不得用参、甘以助阳，又不得用大黄以伤胃，只用芩、连直折其火。鸡子黄佐芩、连，于泻心中补心血。芍药佐阿胶，于补阴中敛阴气。斯则心肾交合，水升火降，是以扶阴泻阳之方，变而为滋阴和阳之剂也。是则少阴之火，得归其位，心中之烦、不得卧自除矣。经曰：阴平阳秘，精神乃治。斯方之谓欤？

少阴而有热证，必其人平日肾水不足，相火炽张，外邪一入，从火化而为热也。观方中以黄连为君，知肾火入心者居多矣。心火必炎肺，故佐黄芩。各泻心汤皆此法也。用芍药者，不但平降肝火，且以敛少阴之精气，归于坎宫，斯火不上炎矣。经曰：壮水之主，以镇阳光。李东垣先生解为滋肺津以生肾水，独得精义。此方用阿胶，即其理也。鸡子黄得阴气之精，收纳浮阳，其形圆似心，又滋心阴，与黄连同用，一刚一柔，互相为济，千古治心火第一法门也。

附子汤

治少阴病，身痛，手足寒，骨节痛，口中和，背恶寒，脉沉者。身痛者，少阴为寒邪所凌，阳气不能达于太阳，周身经络皆闭也。手足寒者，阳气不达于四肢也。骨节痛者，肾主骨，阴寒凝闭，阳气不运于骨也。背恶寒者，肾俞在背，大络亦在背，阴盛阳微也。如是者，周身气血不能流动，脉必沉也。口中和者，外邪本未入胃，阴盛之至，并无浮火可以上泛，故曰至危之候也。

附子二枚，生用　准今法四钱，制　茯苓三两　准今法三钱　人参二两准今法二钱　白术四两　准今法三钱　芍药三两　准今法三钱

上五味，以水八升，煮取三升，去滓，温服一升，日三服。

《金鉴❶》注曰：少阴为寒水之脏，故伤寒❷之重者，多入少阴，所以少阴一经，最多死证。方中君附子者，取其力之锐，且以重其任也。

---

❶ 鉴：原作“经”，据文义改。
❷ 伤寒：《医宗金鉴·订正仲景全书伤寒论注》作“寒伤”。

生用者，一以壮命门之阳，一以散中外之寒，则恶寒自止，身痛自除，手足自温，所以固生气之源也。肾元复，则五脏六腑皆有根本，则脉可复矣。更佐白术以培土，芍药以平木，茯苓以伐水。水平❶则火自旺，火旺则阴翳消。木平则土安，土安则水有制。更用人参以充周其间，使脏腑、经络、表里，无所不到，万全之术也。畏而不敢用，束手待毙者，曷可胜计耶？

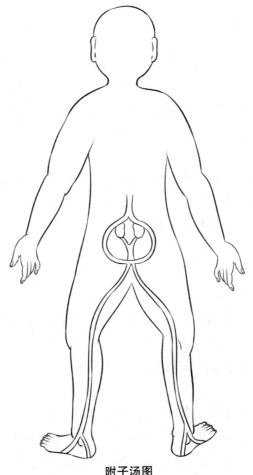

附子汤图

此图难绘，全在染墨之深浅耳。勉绘肾经背面全形，两肾大络之内，皆渲浓墨，以见阴寒之盛直渲到背，所以恶寒也。肘、膝、手、足微加淡墨，所谓手足寒、骨节痛也。

八味丸之用附子也，地黄壮水以制之，山萸敛肝以伏之，泽泻利水以泄之，监以丹皮，使不得逞其上炎之性，所谓引火归元也。此方则助以参、术，使之充周，流动表里内外，无所不达，所谓回阳气于无何有之乡也，各有妙义。然非此阴盛阳微之危证，参、术、附子不可同煎。恐其留热在上，燔心烁肺，反不能下暖命门矣。附子宜丸，参、术宜汤，何妨分服也。

通脉四逆汤

治少阴下利清谷，里寒外热，手足厥逆，脉微欲绝，身反不恶寒，其人面赤色，或腹痛，或干呕，或咽痛，或利止脉不出者。厥阴下利清谷，里寒外热，汗出而厥者主之。下利清谷者，命门真阳衰败，火不生土，水谷不化，阳虚胃气下陷，完谷而出，俗所谓并未消化者也。里寒外热者，真阳散漫，内为寒气所逼，浮于皮肤，若虚汗一泄，即外脱之候也。真阳将竭，不能运动气血，自然脉微欲绝，阳气不能达于四肢，又手足厥逆也。如此阳虚，理当恶寒，反不恶寒者，无根之火，浮溢在表也。寒气自下而逼上，则浮阳直上头面，面见赤色，所谓戴阳证也。若汗出如珠，则上脱矣。腹痛者，阳气不能运于肠，重在下焦。干呕者，阳气不能运于胃，重在中焦。少阴之脉上循喉咙，真阳竭于下，斯虚火升于上，必咽痛也。利止而脉不出，殆将绝矣，观方中加人参可知也。

干姜三两　准今法三钱以下　甘草炙，二两　准今法二钱　生附子一枚准今法三钱，制

面色赤者，加葱九茎准今法三茎。葱性通透，用之，非取其外散，正使引附子下通于肾也。

腹中痛者，去葱，加芍药二两准今法三钱。不曰加芍药，而必曰去葱，加芍药者，盖腹痛而面热虽在，亦去葱也。芍药能引附子收少阴之精气，能敛能降，使附子、干姜之辛热达于下焦，使腹中和暖，则肝、肠之阳气皆得流通，而痛自止矣。若后人遇此，必用顺气行动之物，气一泄而人死矣。

呕者，加生姜二两准今法三钱。生姜辛润，能活胃中津液。津液流动，阳气运而呕可止也。

咽痛，去芍药，加桔梗一两准今法二钱以下，一钱以上。少阴之脉循喉咙，虚火聚于上，实有热也，不急清之则津干而喉闭矣。且火聚则气壅，不微开之，则气塞而呼吸不通矣。桔梗性微凉，能开膻中之气，故甘桔汤为治少阴咽痛之主药。病势危急，寒热错杂，故不妨温凉并用也。

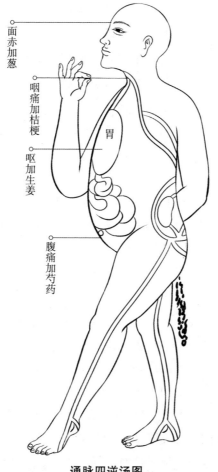

面赤加葱

咽痛加桔梗

呕加生姜

胃

腹痛加芍药

通脉四逆汤图

　　胃与二肠内，皆渲淡墨，大肠内再作下扫之状，肛外加碎小圈点，下
利清谷也。少阴络内皆染浓墨，所谓里寒。周身边界渲淡红一线，所谓外
热也。手、足皆染淡墨，所谓厥逆也。面上渲淡红，腹中加重墨，面赤腹
痛也。于肾脉上截循喉之处，着以深红，以昭咽痛。胃内作干笔上扫状，
即干呕也。

　　利止脉不出者，加人参二两准今法真参用一钱，高丽参用三钱，贫家用
蒸过真党参五钱。病势至此，阳虚而气亦不续矣。加人参，助附子回元气于无
何有之乡，庶几其脉出乎。

　　水三升，煮取一升二合，去滓，分温再服。

　　按：此方于四逆汤原方之后，加此五条，皆必有之证，而未必全具
者也，故附于方后而名以通脉也。

　　《金鉴》注曰：阴盛于内，格阳于外，主以通脉，通达内外之阳气

也。脉微欲绝，里寒外热，肾中阴盛，格阳于外，故主之也，仍四逆汤。倍干姜以佐附子者，以其能大壮元阳，招外热反之于内也。盖此时生气已离，亡在俄顷，若非辛烈之味领附子破坚直入，安能疾呼外阳耶？譬之败军逃卒，四散无归，望见中军大纛复树，未有不争先归伍者。而又必与甘草并进者，恐姜附之猛，不能安养元神，所谓有制之师也。面赤者，加葱以通格上之阳。腹疼者，加芍药以和在里之阴。呕逆者，加生姜以和胃。咽痛者，加桔梗以利喉。利止脉不出者，气将绝也，倍人参以生元气而复脉也。

此里寒外热证也，较上热下寒者，尤难辨识，且处处可为庸医借口。见身热面赤，必曰表邪未尽，而用发散。见腹痛，必曰气滞，而用克伐。见干呕，必曰胃逆，而用泄降。见下利完谷，必曰饮食不化，而用消导。见咽痛，必曰实火，而用寒凉。二十余年以来，目击其死于药下者二十余人。愚少年时，历证未多，论理未明，又见苍髯老医持论皆同，不敢与争，且旁观之。见其下药之后，无不即死。旁观既久，渐有定见。中年以来，在西北玉关内外，风高气肃，所治者多真伤寒。举凡理中汤、真武汤、附子泻心汤，历试历效。始信古法未尝不宜于今也，独此法未得展布。盖乡里贫民、愚夫愚妇，肾多不虚，从无此证。患此病者，皆缙绅富室、饱食暖衣之人也。病势一重，医者盈庭塞户，并其亲友之识字者，无不同声附和，言及附子二字，群相骇怪，一人之言安能敌此众吠哉？且恐其不能终局，反致招怨，亦只宜作壁上观，每见药未服完而病者已逝。所见如此，所不见者，真不啻恒河沙数矣。用此法而治愈者，只得一人，是愚门人，其父兄皆乡氓，不识药性，又是时作牧其地，虽有乡医，不敢争论，始得偶一奏功耳。因思患此病者，必须无知之乡愚，若识字之家，虽挞之亦不服也。是此方终无能用之日也。谨将历见医死之惨者，胪列于后，以告世之读书明理君子，共砥狂澜，力辟诬妄，死者长已矣，生者庶或挽救一二乎。

尝见作痢证治者，用木香、槟榔、黄连，大剂投之，药未服完，病人捧腹大叫而死，死后遍体作青黑色。

尝见作表邪未净治者，用羌活、荆芥、防风，总是汗脱而死，死法不甚同，约计十数人焉。

尝见因干呕而用枳实、厚朴者，服下，病人腹中大响如石激泉声，二便俱泄，粪水既尽，继之以血。瞬时面黄如蜡❶，手足不动。口尚能言，曰某人杀我。又半刻，血满床席而死。此愚少年时所目击者，至今忆之，犹汗流浃背也。

屡见因咽疼用针刺者，并无血出，转瞬间刺处结为硬核，呼吸不通而死。以上数条，犹知照病治病。更有凉药、破药、散药，同方而下，医未出门而病人已逝者，更指不胜屈矣。

桃花汤

治少阴病二三日至四五日，腹痛，小便不利，便脓血者。此证各大家见解不同。喻嘉言先生曰：此病自三阳传来者，纯是热症，盖少阴肾水也，主禁固二便，肾水为火所烁，火热克伐大肠，故下利、便脓血也。程郊倩先生曰：此证终是火衰不能生土，未可指为传经热邪，不知此而漫云渗漏，肾防一彻，前后泄利，而阳神败矣。两说皆有至理。汪讱庵先生折衷之论最当，曰：窃谓便脓血者，固多属热，然岂无虚寒肠胃不固而便脓血者乎？若以为传经热邪，当用寒剂以散其热，而反用石脂固涩之药，使闭热于内而不得泄，岂非关门养盗耶？观仲景之治协热下利，生姜泻心汤、白头翁汤皆用芩、连。下焦虚寒下利者，用赤石脂禹余粮汤，比类以观，可以见矣。此证乃因虚以见寒，非大寒者，故不用热药，惟用甘辛微温之药，以摄固之耳。此论最为得中也。总之，离药以求证，见之愈远，即药以求证，当前即是。此证总不过肠胃滑脱，阳气散漫，八字尽之矣。

赤石脂一升　准今法一两　干姜一两　准今法二钱　粳米一升　准今法一两

水七升，煮取三升，去滓，分温三服。

古书多曰粳米，然用之不见速效，改用糯米，历试极验。盖虚痢肠胃已薄，必得糯米之粘，合以赤石脂之涩，以有形之药，乃能留有形之物，方合涩以止❷脱之义也。喻嘉言先生《寓意草》中有论，可参观之。

李时珍先生曰：赤石脂之重涩，入下焦血分而固脱。干姜之辛温，暖下焦气分而补虚。粳米之甘温，佐石脂、干姜而固肠胃也。

赤石脂味涩气固，用其气，同干姜之温，以收摄脾肾下泄之气，以治病之无形者也。更用其味，同糯米之粘，以挽留肠胃下奔之物，以治

---

❶ 蜡：原作"腊"，据文义改。
❷ 止：原作"脂"，据文义改。

病之有形者也。无形者，病在脏，只取干姜之气；有形者，病在腑，兼需糯米之质也。粳米味不粘，岂能奏胶固之功哉？

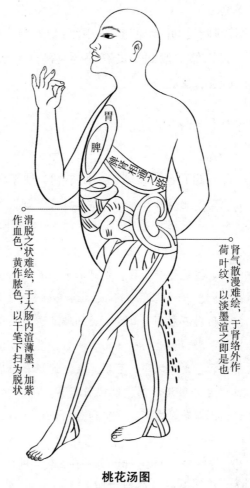

胃

脾

滑脱之状难绘，作血色，黄作脓色，于大肠内渲薄墨，加紫，以干笔下扫为脱状

肾气散漫难绘，于肾络外作荷叶纹，以淡墨渲之即是也

桃花汤图

前贤所论，各有至理，不妨两存。于胃之上口，微渲火色，乃遵喻说，自他经传来之邪火也。于脾肾交通火土之路，填薄墨，乃遵程说，肾冷火不生土也，两说皆是。总之，初为传来之邪，故便脓血，后为肾气滑泄，阳气不摄，转为虚寒耳。

真武汤

治少阴伤寒，腹痛，小便不利，四肢沉重疼痛，自下利者。此为有水气，或咳，或呕，或小便利。汪切庵先生曰：少阴，寒水之脏也，肾病不能制水，停饮而为水气。腹痛者，寒湿内甚也。四肢沉重疼痛者，寒湿外甚也。

小便不利，自下利者，湿盛而水谷不别也。水气上而凌肺则咳，犯胃则呕，皆停水之所致也。

　　附子一枚，炮　准今法二钱，制　白术三两　准今法三钱，炒　茯苓三两　准今法三钱　芍药三两　准今法三钱，炒　生姜三两　准今法三钱

　　小便利，去茯苓。

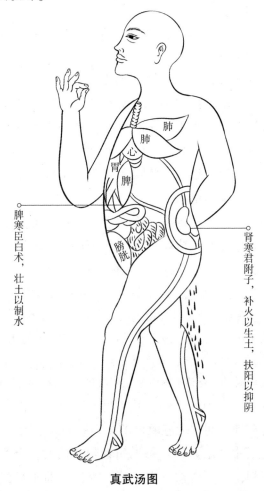

脾寒臣白术，壮土以制水

肾寒君附子，补火以生土，扶阳以抑阴

肺
肺
心
胃
脾
膀胱

真武汤图

　　图取侧面，绘肺作上翻状，咳也。胃内作荷叶纹上逆状，呕也。大肠内作干笔下扫，连碎斜圈点状，利也。膀胱内作水腾不下状，小便不利也。腹中填墨和绿，痛也，水也，因水寒而作痛也。四肢肘膝间皆渲淡墨，沉重而疼痛也。少阴络内着浓墨，寒也，所以君附子也。绘脾形着深墨，脾寒土不制水也，所以佐白术也。自肺以下，肠胃、膀胱内外，分深浅皆渲绿色，水气散漫，无所不到也。

　　水寒相搏咳者，加五味子、细辛、干姜。照今法，五味子、干姜不得过一

57

钱。细辛、五味子敛肺以止咳。水从肾来，非细辛不散，水溢胸上，非干姜不开也。

下利，去芍药，加干姜准今法一钱。水浸肠胃，寒气凝结，水谷不分，乃下利也。去芍药者，恐其益寒。加干姜者，使之速温。干姜气味皆峻，性大温，领附子、白术直入肠胃，水谷分而利缓矣。

呕，去附子，加生姜一倍。附子为此方君药，去附子，则非立方之意矣。或系后人传抄错讹，或为水邪重而阴寒稍轻者设。或因附子之性走而不守，恐其扬波助澜，皆不敢强为解释也。但呕为胃逆，每照原方加半夏，无不应手奏效。故并记之，非敢妄参末议也。

水七升，煮取三升，去滓，分温三服。

程郊倩先生曰：水气惟太阳、少阴有之，以二经同司水火也。然太阳从表得之，肤腠不宣，水气为玄府所遏，故以小青龙汤发之。少阴由下焦有寒，不能制服本水，客水得深入而合[1]其本气，缘脾[2]阳衰而堤防不及也。故用真武汤温中镇水，收摄阴气也。小青龙汤所主者，太阳表水。真武汤所主者，少阴里水。

汪讱庵先生曰：白术、茯苓补土利水，能伐肾邪。生姜、附子回阳益卫，能壮真火而逐虚寒。芍药酸寒，能敛阴和营而止腹痛也。

又治太阳病发热，汗出不解，仍发热，心悸，头眩，筋惕肉瞤，振振欲擗地，气虚恶寒。汪讱庵先生曰：汗出过多则心悸。汗为心液，汗去心虚，如鱼入水则跃也。水停心下则心悸。心属火，火畏水，故悸也。虚阳内动，故头眩。汗多则液少，不能荣养筋肉，故筋惕惕而跳，肉瞤瞤而动也。振振欲擗地者，亡阳无奈，欲擗地而入也。又曰：肾之真阳盛则水皆内附，而与正[3]气同其收藏矣。肾之阳虚，不能制水则泛滥为病，故上凌心则成眩悸，中侮土而致呕泻也。

按：此条虽列《太阳》篇中，其实仍是肾水凌心之证，乃太阳、少阴两经病也。病在神气间，无迹象可求，不敢妄为绘图。

喻嘉言先生《中寒论》曰：每见病者阴邪横发，上干清道，必显畏寒腹痛，上呕下利，自汗淋漓，肉瞤筋惕等证，即用真武坐镇之法，慑伏龟蛇，不使起陆。水不动，则水中之火，火中之风，皆不动矣。少一失治，浊阴从胸而上者，咽喉肿痹，舌胀睛突；浊阴从背而上者，项筋粗胀，头项如冰[4]，转盼浑身青紫而死矣。

---

[1] 合：《医方集解》作"动"。
[2] 脾：《医方集解》作"肾"。
[3] 正：《医方集解》作"肾"。
[4] 冰：原作"水"，据《医门法律》改。

甘桔汤

治少阴咽痛。比❶从太阳传来之外邪也，其人阳气不虚，命门火旺，则邪从火化而为热证。火性炎上，循经上升，少阴之脉循喉咙，火至此而聚，故咽痛也。久郁不散，则成喉痹，此方所主。伤寒之病只此，其余所治各病，皆与伤寒无涉，故不录，以免混人耳目也。

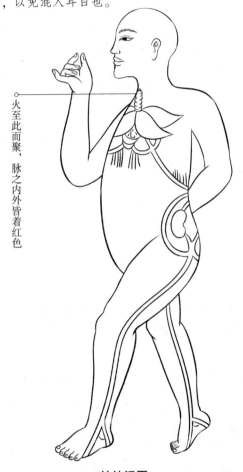

火至此而聚，脉之内外皆着红色

甘桔汤图

少阴之脉，其直者，从肾上贯肝膈，入肺中，循喉咙，挟舌本。其支者，从肺出络心，注胸中。此火自肾来，至肺则气聚而增。火至心，又挟君火上焰。肾火其本，心肺其标也。于肾中加深红，作上焰状，于心肺间只加浅红可也。

---

❶ 比：据文义，当是"此"。

59

甘草二两　准今法五钱，生用　　桔梗二两　准今法五钱

水三升，煮取一升，去滓，温服。

本方只此二味，后人纷纷妄加，真同续貂，不但伤寒少阴本病无可加，即喉痹、肺痈各病，亦无可加也。

此少阴一经证也，一味甘草，即治少阴咽痛，今加桔梗者，以少阴之脉入肺中，乃上喉咙，气聚则又生火，膈上皆热。桔梗甘辛、微苦、微凉，能泻膈上之热，取其通散，故用为佐；辛能散邪，甘可除热，同甘草之甘平和缓，膈上之热除，则脉里之火亦散矣，故甘草之数同于桔梗。后人不知此火从少阴来，专于治肺，妄为加增。尤可骇者，有加大黄、枳实一条，试思少阴中一缕炎上之火，岂徒泄胃气所能降乎！又有加五味子一条，火腾膈上，正欲其散，可反为收敛乎！此真无知妄作者也。

此汤在《伤寒论》中名桔梗汤，因甘桔汤之名，各书皆载，人所共晓，故从俗书之。又缘《尚论篇》中有加增之数味，恐人混目也。《金匮》中又有甘桔汤，乃甘草数多，与此方不同，亦主治少阴咽痛，而兼治喉痹等证，药只二味，亦有轻重之不同也。

白通汤

治少阴病，但见下利，脏寒阴盛，用此通其阳，胜其阴。

葱白四茎　准今法二茎　干姜一两　准今法二钱　附子一枚，生　准今法二钱，制

上三味，以水三升，煮取一升，去滓，分温再服。

白通加猪胆汁汤

治少阴下利，脉微，与上白通汤，服之利不止，厥逆无脉，干呕烦者，用此猪胆汁汤为向导。服汤脉暴出者死，微续者生。肾者，胃之关也。命门真火将灭，关门不合，故下利不止。几微之阳气，不能充于血内，故无脉。不能达于四肢，故厥逆也。阴盛格阳于上，浮火逆乱，入胃则呕，入心则烦。无根之微阳，亦不作大热矣。汪讱庵先生曰：脉暴出者，正气因发泄而脱也，故死。脉微续者，阳气渐复也，故生。干呕者，无物可吐也。阳气将绝，气亦渐消，不能送物外出也。此为少阴证中极危之候。

葱白四茎 准今法二茎 干姜一两 准今法二钱 附子一枚，生 准今法二钱，亦生用 猪胆汁❶一合 今法半酒杯 人尿五合 今法童便二酒杯

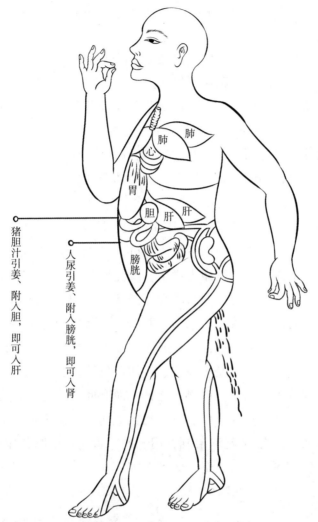

白通汤、白通加猪胆汁汤图

　　全绘五脏形。心之外加微微淡红，烦也。胃内作干笔上扫状❷，干呕也。淡墨涌淡红，虚阳也。肝中加胆，肾外加膀胱，肾与膀胱通，加一脉，皆渲深墨，阳气将绝也。大肠内作黑黄紫，间杂长缕，下利不止也。四指❸、手腕皆加❹淡墨，厥逆无脉也。再于心之下、肝之上，绘一横膈，纹上皆淡红，下皆薄墨，所谓格阳也。

---

❶ 汁：原脱，据《医宗金鉴·订正仲景全书伤寒论注》补。
❷ 状：原作"伏"，据文义和全书图中文字改。
❸ 指：原作"脂"，据文义改。
❹ 皆加：原作"加皆"，据文义乙正。

上三味，以水三升，煮取一升，去滓，纳猪胆汁、人尿，和合相得，分温再服。

此证极寒极危，非生附子不能取效。方内又有猪胆汁苦寒之物，不可以制附子代之也。

喻嘉言先生曰：少阴属肾，水脏也，得天地闭藏之令，主禁固二便。本体阳虚，又客寒居之，则痛而失其体，不能制水，故下利。葱白之辛，通达上下，所以通阳气也。姜、附之热，所以散阴寒也。即葱白而名之曰白通汤也。服之利仍不止，而干呕、心烦者，寒气太甚，内为格拒，而姜、附又非烦者之所宜，必呕而不纳，故加人尿、猪胆汁，咸苦性寒之物引之，自纳而不阻，直达于下，则冷体皆消，热性便发，可收回阳之功矣。

此少阴证而连及厥阴者也。肝肾相近，同主下焦，未有肾阳将败，而肝阳尚可支持者，观方中用猪胆汁可知矣。葱白味辛气热，辛能散邪，热能驱寒，中通外直，可以澈上激下，既能使阳气达于下，复能使阴邪散于外，故以白通取名也。服之利仍不止者，是姜、附之热，虽达下焦而未能入肝、肾之中，故用人尿引入膀胱。盖膀胱与肾为表里，脉络相通，而精管、溺管相去尤近，引入膀胱，即入肾矣。胆附肝内，相通更速，引入胆即入肝矣。如是则少阴、厥阴阳气皆回，而利自止，是取同类相引，非仅热因寒用也。以必死之证，而有此必生之方，真造化之力也，出人意表，而实在人意中。哀今之人，胡为舍此不用，而专从事于后世之浅学耶？尝屡见就利治利，用木香、黄连；就呕治呕，用砂仁、枳壳。应弦饮羽者，不可胜纪。医者病家皆视为固然，总缘未习古法之故耳。

吴茱萸汤

治厥阴病，干呕，吐涎沫，头痛者。肝脏阴邪凝重，循经上颠，故头痛。阴邪犯胃，故呕也。吐涎沫者，胃火已衰，不能结为稠痰，而寒气上涌甚急，吹而成沫，如水之有浮沤也。肝寒胃虚，胸中阳气不运之病。《金鉴》注谓：少阳证不解，传入厥阴者是也。亦必其人肝阳本虚，邪从阴化，故为寒证也。厥阴病多下利、厥逆、烦躁、自汗，而此证只头痛、呕吐，邪犹在经，未入深处，犹为轻病也。

吴茱萸一升　准今法三钱　人参三两　准今法三钱　生姜六两　准今法

六钱　大枣十二枚　准今法四枚

上四味，以水七升，煮取二升，温服七合，日三服。

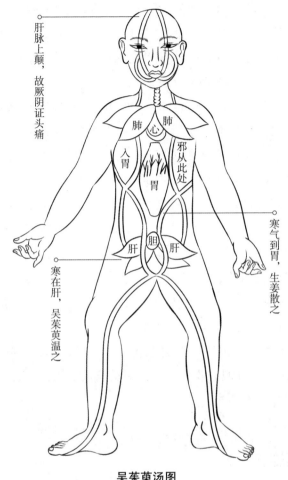

肝脉上颠，故厥阴证头痛

肺　肺
心
入胃　邪从此处
胃
肝　胆　肝

寒气到胃，生姜散之

寒在肝，吴茱萸温之

吴茱萸汤图

　　绘肝经正面全图。脏里渲浓墨，腹中渲淡墨，厥阴寒证也，脉络中皆填薄墨。上颠，故头痛。入胃，故呕吐。胃中下脘染薄墨，上脘作上冲白纹，以象呕吐涎沫，一目了然矣。

　　《金鉴》注曰：仲景救阳诸法，于少阴四逆汤，必用姜、附。四逆汤倍加干姜，其附子生用。附子汤又加生附至二枚。所以然者，或壮微阳，使之外达，或招飞阳，使之内返，此皆少阴真阳失所，故以回阳为急也。至其治厥阴，则易以吴茱萸，而去前汤诸药。独用人参、姜、枣者，盖人身厥阴肝木，虽为两阴交尽，而一阳之真气，实起其中。此中之生气一虚，则三阴浊气，直逼上中，不惟本经诸证悉具，阳明之健运失职，以至少阴之真阳浮露，而吐利厥逆，烦躁欲死，食谷欲呕，种种丛生矣。吴茱萸得东方震气，辛苦大热，能达木郁，直入厥阴，降其盛阴之浊气，使阴翳全消，用以为君。人参秉冲❶和之气，甘温❷大补，能接天真，挽回性命，升其垂绝之生气，令阳光普照，用以为臣。佐姜、枣，和胃而行四肢，则震坤合德，木土不害。一阳之妙用成，三焦皆生生之气矣❸，诸证有不退者乎？仲景之法，于少阴则重固元气，于厥阴则重护生气，学者当深思而得之矣。

此注极显极精。《少阴》篇内，主吐利，手足厥冷，烦躁欲死之证，已详尽无剩义矣。细审病势，少阴之真阳浮露，扰心烦躁，凝寒散漫，入胃吐利者，仍由厥阴之浊阴过盛，牵动少阴寒气耳。此方乃厥阴本方也，不必再为绘图，恐与四逆、白通等汤牵混。而此方之列于《少阴》篇中者，以少阴之篇在前，既用此方，则先列之，编书之例如此也。

程郊倩先生曰：温法原为阴寒而设，故真寒内❹多假热。凡阴盛格阳，阴证似阳等证，皆少阴惑人耳目处，须从假处勘出真来，方不为之牵制。如吐利而见厥冷，是胃阳衰败，肾气外泄❺。谁不知为寒者，而反见烦躁欲死之证以诳之，是皆阳被阴拒，而置身无地，故有此象。吴茱萸挟木力以益火热，则土得温而水寒却矣。

《金鉴·少阴篇》注曰：少阴之病，多阴盛格阳，主附子❻逐阴以回阳也。厥阴之病，多阴盛郁阳，主吴茱萸辛烈迅散以通阳也。观于此，而知仍为厥阴经之本药矣。

当归四逆汤

厥阴证，手足厥冷，脉细欲绝者，主之。《金鉴·厥阴篇》曰：凡厥阴病，必脉细而厥。以厥阴为三阴之尽，阴尽阳生，若受邪则阴阳之气不相顺接，故脉细而厥也。然相火寄于肝胆❼，经虽寒而脏不寒。伤寒初起而见之，不得

---

❶ 冲：《医宗金鉴·订正仲景全书伤寒论注》作"中"。
❷ 温：原作"补"，据《医宗金鉴·订正仲景全书伤寒论注》改。
❸ 三焦皆生生之气矣：《医宗金鉴·订正仲景全书伤寒论注》作"而三阴之间无非生生之气矣"，《医宗金鉴·删补名医方论》作"而三焦之间无非生生之气矣"。
❹ 内：《医宗金鉴·订正仲景全书伤寒论注》作"类"。
❺ 胃阳衰败，肾气外泄：《医宗金鉴·订正仲景全书伤寒论注》作"胃阳衰而肾阴并入也"。
❻ 主附子：《医宗金鉴·订正仲景全书伤寒论注》作"故主以四逆之姜、附"。
❼ 肝胆：《医宗金鉴·订正仲景全书伤寒论注》作"厥阴之脏"。

遽认为大寒❶之证。此为闭阳，阴在外而阳在内也。

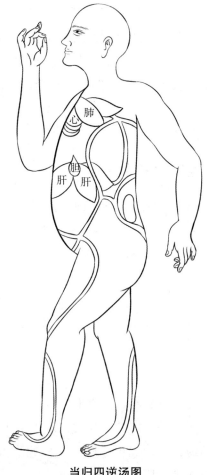

当归四逆汤图

　　绘肝经侧面全图，脏形内不加色。近胆处，渲以微红，相火寄于肝
胆也，脏内无寒，亦无热，故不加色。脏形外及脉络中，皆填薄墨，阴
寒在外也。手足、肘膝、手腕，皆染淡墨，厥冷而脉欲绝也。墨色足重
于手，胆脉在足也。

　　当归三两　准今法四钱　桂枝二两　准今法二钱　苟药三两　准今法二
钱　细辛三两　准今法一钱　通草一两　准今法二钱　甘草二两，炙　准今
法二钱　大枣二十五枚　准今法十二枚

　　上七味，以水八升，煮取三升，去滓，温服一升，日三服。

　　汪讱庵先生曰：四逆之名多矣，而有因寒、因热之不同。此则因风

❶　大寒：《医宗金鉴·订正仲景全书伤寒论注》作"虚寒"。

寒中于血脉而逆，故以当归、细辛，血中之气药为君，以桂枝散太阳血分之风，以细辛散少阴血分之寒。未有营卫不和而脉能通者，故又以芍药、甘草、大枣，调和营卫，通草利九窍，通血脉。诸药得之以破阻滞，而厥寒散矣。当归四逆汤全从养血通脉起见，不欲以辛热之味劫其阴也。盖少阴脏中，重在真阳，阳不回则邪不去；厥阴脏中，职司藏血，血不充则脉不起也。

当归四逆加吴茱萸生姜汤

主治与原方同，若其人内有久寒，加吴茱萸、生姜。内有久寒之人，必脐左或小腹之左时常作痛，及妇人癥瘕在左，男子偏坠疝气，皆厥阴内有久寒也。其人或小便过清，或大便溏鹜，两足厥冷必甚，目中白睛泛青，左关之脉，紧硬鼓指。

当归三两　准今法四钱　桂枝二两　准今法二钱　芍药三两　准今法二钱　细辛三两　准今法一钱　通草二两　准今法二钱　甘草二两，炙　准今法二钱　大枣二十五枚　准今法十二枚　生姜三两　准今法三钱　吴茱萸半斤　准今法二钱，泡

上九味，以水六升、清酒六升，煮取五升，分温三服。

四逆汤加为通脉四逆汤，白通汤加为白通加猪胆汁汤，皆本证具在，又有加证，而因有加药，只绘加证一图已明。此二方一为脏里有寒，一为脏里无寒，判然不同矣，故并绘之。

《金鉴》注曰：此方取桂枝汤而君以当归者，肝为血室也，佐细辛味极辛，能通三阴，外温经而内温脏也。通草其性极通，善通关节，内通窍而外通营也。倍加大枣，即建中加饴用甘之法。肝之志苦急，食甘以缓之，肝之神欲散，用辛以散之，辛甘并举，则志遂神悦。未有厥阴之神悦志遂，而脉微不起❶，手足不温者也。不须参、芪之补，不用姜、附之峻，此厥阴之厥逆，与少阴不同治也。若其人向❷有久寒，非辛润❸之品所能兼治，则加吴茱萸、生姜之辛热，更用酒煎，佐细辛直达厥阴之脏，迅散内外之邪，是治内外两伤于寒之法也。

---

❶ 脉微不起：《医宗金鉴·订正仲景全书伤寒论注》作"脉细不出"。

❷ 向：《医宗金鉴·订正仲景全书伤寒论注》作"内"。

❸ 辛润：《医宗金鉴·订正仲景全书伤寒论注》作"辛温甘缓"。

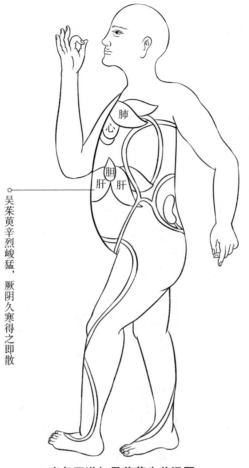

肺
心
胆 肝
肝

吴茱萸辛烈峻猛，厥阴久寒得之即散

当归四逆加吴茱萸生姜汤图

仍前图。于肝脏内加浓墨，少腹渲淡墨，脐下皆属厥阴也。

《金鉴·厥阴篇》曰：手足厥冷，脉细欲绝，是厥阴伤寒之外证，当归四逆汤是厥阴伤寒之表药也。

乌梅丸

治厥阴病，消渴，气上撞心，心中痛热，饥而不欲食，食即吐蛔，又主久利。厥阴一脏，为少阳相火之所寄，又上通君火，本性属木，木近火则焚，故其发用也多热，下连寒水，又居至阴之分，故其体多寒，此方所主，即一脏之中，上热下寒，经热脏寒之病也。肝脉挟胃而上，胃阴被烁，故消渴。

浊寒❶上涌，逼邪火入心，故心热。心痛热者，血被火侵，疼则天君不安矣。火扰胃则胃虚，而蛔亦饥，故闻食即出，亦为下焦阴气逼涌不安也。肝与大肠相近，寒气浸入，加以下焦阳虚，真气散漫，故久利不愈也。消渴，气上撞心，心热，心疼，饥，是热病。不欲食，食即吐蛔，是寒热相激病。久利是寒病。

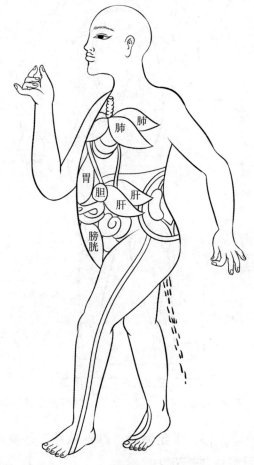

乌梅丸图

　　绘五脏并胃与二肠全形。肝系通心之路，着以红色，心染淡红，包络染深红，即气上撞心、心疼、心热之状也。肝脉挟胃之处亦然。胃内下脘渲薄墨，中上皆加薄红，绘二蛔上起形。所谓消渴、吐蛔也。肝形内全染墨色，大肠内用黄紫淡墨，作九痢❷下注形。心之下、肝之上，仍绘一膈，膈之上渲淡红，膈之下渲淡墨，则下从寒化、上从热化之义，昭然共晓矣。

---

❶ 寒：清抄本作"阴"。
❷ 九痢：据文义，当是"久利"。

乌梅三百个 准今法五十个 细辛六两 准今法四钱 干姜十两 准今法一两 黄连一斤 准今法一两六钱 当归四两 准今法四钱 附子六两 准今法六钱 蜀椒四两 准今法四钱，炒出汗 桂枝六两 准今法六钱 人参六两 准今法六钱 黄柏六两 准今法六钱

上十味，异捣筛，合治之，以苦酒浸乌梅一宿，去核，蒸之五升米下，饭熟，捣成泥，和药合相得，纳白中，与蜜杵二千下，丸如梧桐子大，先食饮服十丸，稍加至二十丸，禁生冷、滑物、臭食。

《金鉴》注曰：六经惟厥阴为难治。其本阴，其标热，其体木，其用火。必伏其所主，而先其所因，或收，或散，或逆，或从，随所利而行之，调其中气，使之和平，是治厥阴之法也。厥阴当两阴交尽，宜无热矣。合晦朔之理言之，阴之初尽，即阳之初生，所以厥阴病热，是少阳使然也。火旺则水亏，故消渴。气上撞心，心中疼热，气有余便是火也。木盛则生风，虫为风化。饥则胃中空虚，蛔闻食臭而出，故吐蛔，虽饥不欲食也。仲景立方，皆以辛甘苦味为君，不用酸收之品，而此用之者，以厥阴主肝木也。《洪范》曰：木曰曲直，作酸。《内经》曰：木生酸，酸入肝。君乌梅之大酸，是伏其所主也。配黄连泻心而除疼，佐黄柏滋肾以除渴，先其所因也，此治其在上之阳邪也。又以椒、附、辛、姜，大辛并举，治其在下之阴邪也，且肝欲散，以辛散之也。又加桂枝、当归，肝藏血，求其所属也。寒热杂用，则气味不和，佐以人参，调其中气。以苦酒渍乌梅，同气相求。蒸之米下，资其谷气。加蜜为丸，少与而渐加之，缓则治其本也。蛔，昆虫也，生冷之物与湿热之气相成，故药亦寒热互用，且胸中烦而吐蛔，则连、柏是寒因热用也。虫得酸则静，得辛则伏，得苦则下，信为治虫之佳剂。久利则虚，调其寒热，下利自止。

程郊倩先生曰：乌梅丸于辛酸入肝药中微加苦寒，纳上逆之阳邪而顺之使下也，名曰安蛔，实是安胃，故并主久利。凡见阴阳不相顺接而下利之证，皆可以此法括之也。

白头翁汤

治厥阴热利下重，脉沉弦❶，渴欲饮水者。此热邪自少阳传来者也。少

---

❶ 弦：原作"弨"，据文义及清抄本改。

阳邪火，径传胃者，当下之，大柴胡汤证也。此证乃传入厥阴，邪从火化，循经入胃，熏蒸水谷，变为热利，上无出路，外无散路，直奔大肠，故里急后重也。邪火内闭，故脉沉，闭结之象，亦下陷之象，弦❶则肝之本脉也。胃中热气上蒸，则渴，曰欲饮水者，未如消渴之重也。此《厥阴》篇中之热病也。

白头翁三两　准今法三钱　黄连三两　准今法三钱　黄柏三两　准今法三钱　秦皮三两　准今法三钱

水七升，煮取三升，去滓，温服一升。不愈，更服一升。

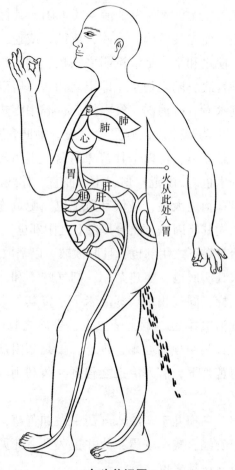

白头翁汤图

此热邪由肝传胃，由胃奔肠，皆火证也。肝胃形内挟胃之脉，皆染浓红，大肠作荷叶纹，为下奔之势，染红紫黄相间杂色，脓血肠垢之色也。

《金鉴》注曰：三阴俱有下利。自利不渴者，属太阴也。自利而渴

---

❶ 弦：原作"弬"，据文义改。

者，属少阴也。厥阴下利，属于寒者，厥而不渴，下利清谷；属于热者，消渴后重，下利脓血❶。此方所主乃火郁湿蒸，秽气奔迫广肠，魄门重滞而难出者。《内经》所云暴注下迫❷者是也。君以白头翁，寒而苦辛，臣以秦皮，寒而苦涩。寒能胜热，苦能燥湿，辛能散邪，涩可止脱，以收下重之气也。治厥阴热利有二法：初利用此方，以苦燥之，以辛散之，以涩固之，是谓以寒治热之法；久利则用乌梅丸之酸收，佐以苦寒，和以辛热❸，是谓逆之从之，随所利而行之，调其气使之平也。

此主治热痢之祖方也，何尝用木香、槟榔乎？天下之大害，莫甚于医，而医之杀人，莫惨于治痢。祸之起也，始于顺其气则里急自除，调其气则后重自止之两言。祸之烈也，成于治痢之三方。其立论曰：不可汗，不可下，不可止，不可利小便。彼何人斯？而创此不经之言，贻害天下万世于无穷，何心之忍也？按《金匮要略·下利》篇曰：若下利脉数，有微热汗出者，今❹自愈。又曰：下利脉反❺弦，发热自汗者，自愈。是明明可汗矣。曰：气利，诃黎勒散主之。是明明可止矣。曰：下利气者，当利其小便。曰：下利，心下坚者，宜大承气汤，脉滑实者亦然。又明明可下，可利小便矣。圣谟洋洋，伊岂未之见耶？抑见而不遵耶？未见《金匮》不可以言医，见而不遵，更不可以言医也。夫夏秋热痢初起，暑湿之气，与生冷、油荤之物，蒸变于内，不得不用清、用消、用化，以治其始，断无用木香、槟榔损伤正气，使邪气愈陷愈深之理。迨数日之后，肾关大开，未有不寒，胃气大陷，未有不虚者。治虚、治寒之法，载在《景岳全书》《临证指南》，无方不备，不必俱论，姑言初起可也。初起之法，莫捷于程山龄《医学心悟》之止痢散矣。其论曰：火性炎上者也，何以迫而趋下，必有风寒束缚不能上散也。方以葛根为君，鼓舞胃气上行，兼散外束之风寒，每用之应手奏效，实与圣法暗合也❻。喻嘉言先生痢证大论以小柴胡汤升举少阳之气，即从《金匮》脉弦，发热自汗者愈，一句悟出。其急开支河一法，即《金匮》中当利其

---

❶ 消渴后重，下利脓血：《医宗金鉴·订正仲景全书伤寒论注》作"消渴下利，下重便脓血"，《医宗金鉴·删补名医方论》作"消渴下重，下利脓血"。

❷ 暴注下迫：原作"暴迫下注"，据《医宗金鉴·订正仲景全书伤寒论注》改。

❸ 和以辛热：《医宗金鉴·订正仲景全书伤寒论注》作"杂以温补"。

❹ 今：原作"令"，据《金匮要略》改。

❺ 反：原作"及"，据《金匮要略》改。

❻ 此句旁原有小字注文"葛根汤"。

小便也。历观诸大家，何一能舍规矩而成方圆乎！因论白头翁汤而伸其大略，以告世之读书明理者。死者虽不可复生，生者犹庶几可避，共相传说，俾斯民少罹锋镝，天必有以厚报矣。

《妇科良方》书中，用白头翁汤治产后虚痢，尤为可骇，并祈广为劝戒，入口即毙也。

厚朴生姜半夏甘草人参汤

治太阴病发汗后腹胀满者。《金鉴·太阴篇》曰：凡言发汗而伤其脾气也，脾主腹，故腹满，为太阴主病。发汗后而腹胀满，则其人脾气素虚，今则愈虚，不能转输，浊气不降，清气不升，而胀满作矣。又曰：发汗后则外邪已解，腹胀满则非里实矣。由太阴不足，阳气不通，故壅而为满也。腹者，胸之下也，脐之四围皆是也。汗后营气一虚，阳气不能行于阴络，故胀满。

厚朴半斤　准今法三钱　生姜半斤，切　准今法三钱　半夏半升　准今法二钱，制　人参二两　准今法二钱　甘草二两，炙　准今法二钱

上五味，以水一斗，煮取三升，去滓，温服一升，日三服。

太阴湿土，为纯阴之脏，阳气本少，汗后津液一亏，血脉随滞，阳气不能行于阴络，而胀作矣。厚朴辛苦，辛能散，苦能泄，气味俱厚，可推荡阴凝之气，佐生姜之辛润，以开阴络，则津液流动，而虚❶气入络矣。半夏和胃快脾，其味辛，可佐厚朴以去滞，其用滑，可佐生姜以开络，且浊阴结聚，胃中必有痰涎，益其锢闭，痰开则气自顺，而胀满更易消也。加人参、甘草斡旋元气，既免厚朴之伤气，又助厚朴以散壅，有剥有复，所以病去而人存也。历观《伤寒论》中除大承气汤外，用厚朴者只一二方耳。可见圣神以保人元气为先务也。用厚朴而必配以人参，所谓节制之师也。世俗所尚之青皮、陈皮、槟榔、乌药、木香、砂仁、莱菔、白芥，从未尝一取用之。不嗜杀人者，可不深长思乎？

太阴之病，多从寒化，胀满而不急消，多变下利，而成理中、四逆等汤证矣。

---

❶　虚：清抄本作“阳”。

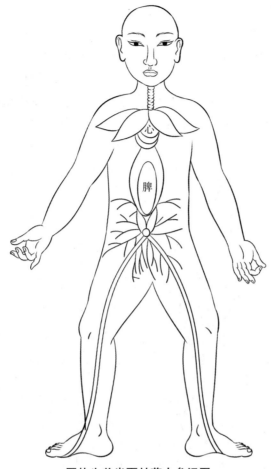

厚朴生姜半夏甘草人参汤图

　　当脐属太阴。太阴之脉挟脐络胃。于绕脐处作荷叶纹，渲以淡淡墨色，即腹中胀满状也。观药中皆温品，则知其胀属微寒矣。脏形内亦着淡墨。

栀子柏皮汤

　　治伤寒，身黄，发热，无表里证者。黄，脾土之本色也，为湿热之所蒸，土之本色迫而外泄，熏蒸入肺，达于皮肤，故周身皆黄。目中白晴属肺，故亦黄也。脾病必入胃，流于小肠，浸入膀胱，故小便亦黄。此方所主之病，必其人脾胃素湿，相火本旺，表里之证虽愈，而余热未清，合以素蕴之湿气，蒸而为黄，脾阳外散，故发黄而身热也。观方中用黄柏，知其火出于肾；用栀子，知其黄泄于肺也。此是初起治法，故从热论，迟则脾阳泄尽，变为大寒，其证仍同，但不发热，而手足反凉耳。

栀子十五枚 准今法三钱，生研 甘草一两 准今法钱半，生用 黄柏皮一两 准今法钱半

上三味，以水四升，煮取一升，去滓，分温再服。

《金鉴》注曰：伤寒身黄发热者，若有无汗之表证，以麻黄连轺赤小豆汤汗之。若有成实之里证，以茵陈蒿汤下之。今外无可汗，内无可下，只有黄、热，此汤清之而已。

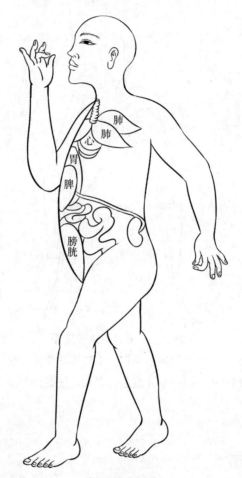

栀子柏皮汤图

绘脾、肾、肺、胃、大小肠[1]、膀胱全形。脾肾相交之路，绘一管，肾中命门着红色，上络入脾。脾之内淡红，脾之外浓黄，上至肺，下至膀胱，皆填淡黄，目中亦然，周身外界，皆渲薄黄一线。

黄为脾土本病，此方所主，乃其人相火本旺，脾胃素有湿热，邪从

---

❶ 肠：原脱，据文义补。

湿化，蒸而为黄，上熏入肺，发于肌肤，内浸入胃，流于小肠也。黄柏清肾火，能除下焦之湿，栀子清肺火，能泻上焦之实，皆寒能胜热，燥可去湿之正治也。甘草之味纯甘不杂，得土味之正，引栀、柏入脾，清热除湿，无不愈矣。且生栀、黄柏色皆正黄，与病同色。同类相求，药之到病更速。黄柏用皮者，引入皮中，急退在外之黄，又从治之法也。

此初起之治法也，过三四日，脾阳泄尽，多变寒证，其黄益甚，而泛黑暗之色，不发热而恶寒，手足渐冷者是也，仍此方加白术、附子，无不应手而退，术、附之数，须多于栀、柏之数也。若小便短少者，再加茯苓。

竹叶石膏汤

治伤寒解后，虚羸少气，气逆欲吐。此心、肺、胃余热未尽之病也。虚火燔烁，肺阴被耗，气不流宣，则闭其生气之机，故气少羸者，热而干黑之貌也。津伤则血耗，血消故皮燥而黑，日渐瘦弱也。虚火蒙蔽胃脘，食不顺下，故气逆而欲吐，无非虚火伤阴之象，所谓渴、闷、烦冤者是也。

竹叶二把　准今法二十片　石膏一斤　准今法四钱，煅　半夏半升　准今法三钱，制　人参二两　准今法二钱　甘草二两　准今法二钱，炙　粳米半升　准今法五钱　麦冬一升　准今法三钱，去心

以水一斗，煮药，取六升，去滓，纳米，煮取三升，日三服。

《金鉴》注曰：此白虎汤之变方也，加人参、麦冬、半夏、竹叶，而去知母，以大寒之剂，易为清❶补之方也。经曰：形不足者，温之以气；精不足者，补之以味。故用人参、粳米补形气也，竹叶、石膏清胃热也，麦冬生津，半夏降逆，更逐痰饮，甘草补中以调和诸药也。

竹叶能清心，去上焦气分之热。石膏甘辛而寒，甘可生津，辛能散邪，寒可去热，乃胃家由内达外之药，非同苦寒之沉降也。麦冬清心润肺，大生津液。故取此三味为主。火聚于胃，则痰必凝结。半夏涤痰，痰开则津液流通而火散，且以降胃中逆气，而止欲呕❷也。粳米得中和之气，以养胃阴。甘草纯甘，益脾胃而和诸药。加人参以扶正气，助石

---

❶ 清：原作"滋"，据《医宗金鉴·订正仲景全书伤寒论注》改。
❷ 呕：原作"区"，据文义改。

膏之散❶以去热，行麦冬之润以生津。斯虚火退，而赢弱遂复矣。

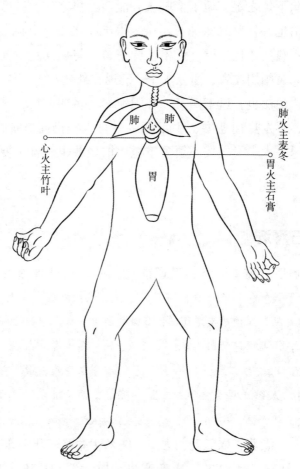

竹叶石膏汤图

　　此心、肺、胃余火未尽之病，与三阳、三阴无涉，故只绘心、肺、胃形。胃之上中染微深红色，胃外及心肺皆淡红也，肺上其色益浅，膈上皆有余焰也。

---

❶ 散：清抄本作"寒"。

金匮要略大方图解

栝楼桂枝汤

治太阳病，其证备，身体强，几几然，脉反沉迟，此为痉，栝楼桂枝汤主之。太阳证备者，谓头痛、项强、发热、恶风、恶寒皆具也。身体强者，周身之筋皆强直不软也。几几者，俯仰不能自如之貌。如是而脉当浮，反沉迟者，知非无汗之刚痉也。

栝楼根二两　准今法三钱　桂枝三两　准今法三钱　芍药三两　准今法三钱　甘草二两　准今法三钱　生姜三两　准今法三钱　大枣十二枚　准今法四枚

上六味，以水九升，煮取三升，分温三服，取微汗。

喻嘉言先生曰：伤寒方中，治项背几几，用桂枝加葛根汤矣。此因时令不同，故方亦少变，彼之汗出恶风，其邪在表，而此之太阳证备，邪亦在表可知也。但以脉之沉迟，知其在表之邪，为内湿所持而不解，即系湿热二邪交合，不当仅从风寒表法起见，故不用葛根之发汗解肌，用栝楼根之味苦入阴，擅生津止渴之长者为君，合以桂枝汤和营卫，养筋脉，而治其痉，变汗法为和法矣。

痉病在项，强也、硬也、急也、直也，太阳经大筋之病也。《内经》主湿，各家皆以湿论。长沙以"痉湿暍"名篇，是又兼暑矣。《千金》推广其义谓：中风、中寒皆能变痉，则外感六淫之邪皆足以致之，不专属湿也。太阳之脉在背，颈项皆属太阳，仍用桂枝。而病之初起，外邪皆聚为热，耗烁太阳津液，不能灌溉于脉中，筋失所滋，则硬急而不柔和，故曰痉也。桂枝能散在经之外邪，不能生筋里之精液。用栝根之甘酸、苦寒味重之物，随桂枝以入筋脉之内。酸能生津，甘能养津，苦可燥湿，寒能胜热，津液充而筋自柔矣。仍用芍药、姜、枣，调和营卫，外邪去而真阴生，其病自退。病之千变万化，从太阳起。方之千变万化，从此二味始也。

太阳传阳明，筋络牵引，口噤不得语。

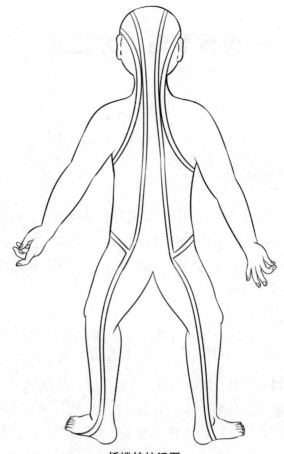

栝楼桂枝汤图

　　痉病多湿，刚痉兼寒，柔痉兼风。此风方所主，柔痉也。于太阳脉内，填蓝色，风也。脉外渲淡绿一线，湿也。有汗为柔痉，即《伤寒论·太阳》篇中伤风有汗也。

　　传少阳，一目或左或右斜视，一手一足搐搦。

　　传太阴，发热，脉沉细，腹痛。

　　传少阴，低头视下，身蜷足蜷，不能仰。

　　应各按所传之经加以引药，如阳明加葛根、少阳加柴胡、少阴加细辛是也。从温从清，各按现证治之。

　　此方重在脉反沉迟一句，言不可再发其汗耳，非切指有汗之柔痉也，不可胶柱，以太阳而见沉迟之脉，邪气已将内陷，转瞬即传少阴矣。治法当亦从伤寒太阳、少阴两感之例，加活血、生津、舒筋之药可也。变证多端，久则必虚。《临证指南》《景岳全书》中治法详备，可与《医门法律》本篇所列诸方参合用之。

蜀漆散

疟多寒者，主之。经文未明言某经之疟，观方主蜀漆，知为厥阴、少阳之病也。按《本草纲目》，蜀漆能散❶肥气，知其功深入肝里，故曰少阳、厥阴病也。少阳之阳气本微，故热少。厥阴为至阴之脏，故寒多也。推而度❷之，三阳之疟，皆与相为表里之阴脏相争，太阳与少阴争，阳明与太阴争，少阳与厥阴争。其热其寒，皆本身之阴阳耳。调其阴阳，其病自平，不可信俗说主痰、主饮也。

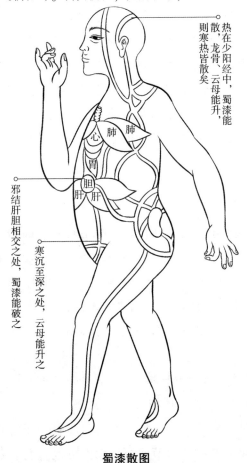

热在少阳经中，蜀漆能散，龙骨、云母能升，则寒热皆散矣

邪结肝胆相交之处，蜀漆能破之

寒沉至深之处，云母能升之

肺

心　肺

胃

胆

肝　肝

蜀漆散图

此寒多热少之疟也。寒在脏，于肝形内，后至肾，前至丹田，皆着墨色，所谓至深之地也。热在少阳之经，于胆经脉络上行之路，皆着薄红，则寒热了然矣。肝中上行之脉，亦着淡红，随少阳而化热也。

---

❶ 散：《本草纲目》作"下"。
❷ 度：清抄本作"广"。

蜀漆 云母石面包，炭火埋，烧酥　龙骨煅

上三味，等分为末，未发前，服半钱匕，临发时，服一钱匕。准今法，蜜丸，如绿豆大。未发前服五丸，临发时服十丸。

《金匮注略》曰：寒多热少，谓之牝疟，宜助阳温散。云母之根为阳起石，下有云母，上多云气，性温气升，乃升发阳气之物。龙骨属阳，能逐阴邪。蜀漆性升发，皆透达阳气于上之义也。

阴邪沉于至深之分，非云母石地中生发之气不能鼓之上起也。石性猛峻，又恐命门元阳随之而起，则立脱矣。用龙骨之涩以镇藏之，则无拔根之患也。龙性能飞能潜，忽而在天，忽而在田。味涩体重，在田之象也；气温性升，在天之象也。借天地升腾之阳气，破人身幽闭之[1]阴邪，其理真，故其效捷也。疟为阴阳不相顺接之病，相争之处，必在肝胆交会之所。蜀漆之功，能破肥气，必能深入肝里以攻其邪，邪散则阴阳复交，不相争矣。其性亦能升散，则无根之邪皆可随云母而散矣。此方直以天地之气为药，非圣神其谁能之？无怪后世弃而不用也。

白虎加桂枝汤

治温疟，其脉如平，身无寒但热，骨节疼烦，时呕。《内经》以但热不寒为瘅疟，热多寒少为温疟。今名列温疟，而其证则但热不寒，与热多寒少温疟之名不符。《金鉴》所谓其文脱简是也，应照瘅药[2]注释。脉如平，如无病之平人也。邪气初发，气血未乱也。骨节疼者，邪火燔烁，津液枯涩，不能流通也。燔者，邪火入心。呕者，邪火壅胃也。太阳、阳明两经之病，所谓二阳合阳[3]者也。

知母六两　准今法三钱　甘草二两　准今法二钱　石膏一斤　准今法三钱　粳米六合　准今法一两　桂枝三两　准今法二钱

上锉，每五钱，水一盏半，煎至八分，温服，汗出愈。

此本简脱不全之文，合上节而言之无不可也。上节云：邪气藏于心，外舍分肉之间，即吴又可先生《温疫论》所谓膜原者也。其地在胃之外，心之下，不内不外之间，亦可称为半表半里，故出而与阳争则热，

---

[1] 之下原衍一"之"字，据文义删。
[2] 药：据文义当是"疟"。
[3] 阳：清抄本作"明"。

入而与阴争则寒。所谓邪在半表半里者，似当指此瘟疫初起，先寒后热，与疟证同，用达原饮治之有效。著为成书，流传海❶内，几与长沙《伤寒论》并传不朽，何不因病形、药味而推之于治疟也？历观《本草纲目》附下方、治疟之方，多主草果、厚朴，与达原饮同，盖古人必有悟及者。惜乎！有方无论，能使由之，不能使知之矣。三阳皆有疟，而少阳居多，诸大家因疟脉多弦一语，将半表半里之言专属少阳，两说不妨并存，百世以俟圣人可也。

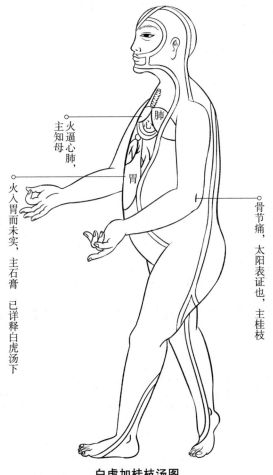

火逼心肺，主知母

肺
心

胃

火入胃而未实，主石膏 已详释白虎汤下

骨节痛，太阳表证也，主桂枝

白虎加桂枝汤图

　　照葛根汤图式，以臂为界，臂之后为太阳，臂之前为阳明，皆于经络内着红色，所谓二阳合阳也。绘心肺两脏，脏内外皆渲淡红，所谓上熏心肺也，烦也。胃内加红，作荷叶纹上冲势，呕也。肘膝亦加微红，骨节疼也。呕是阳明本病，骨节疼是太阳本病。

---

❶　海：原作"侮"，据文义改。

上节有少气烦冤，手足热之言，盖热邪已发于外，手足自无不热之理，短气者，邪火伤肺也，原无不同之证，故可并释。

乌头汤

此《中风历节》篇之主方也。篇首曰：夫风之为病，当半身不遂。即今日之所谓瘫痪也。以下四节脉证详备，皆历言中风之浅深次第，皆此方主之。独是代远年湮，前后失序，并有脱落，择其要而易明者，遵《金鉴》注次第释之。

寸口脉浮而紧，紧则为寒，浮则为风❶，寒风相搏，邪在皮肤。此初中之候，故脉主浮。浮者，邪在外也，即下文络脉空虚，贼邪不泻也。泻，去也。此所谓邪在于络也。

寸口脉浮❷而缓，浮则为风❸，缓则为虚，营虚❹则为亡血，卫虚则为中风。此邪气渐深一步，所谓邪在于经也。卫气虚，不能拒风，故风易入。营气虚，则血为风郁而发瘾疹，陷入心脾，则胸中胀满，而正气益短矣。邪渐盛而正渐虚之候也。

寸口脉沉而弱，沉即主骨，弱即主筋，沉即为肾，弱即为肝。脉变浮为沉，邪已入里，即入腑、入脏之候也。肝主筋，肾主骨，筋骨关节交会之处，气不能到，血不能流，关节滞，则四肢屈伸不灵，故曰历节也。凡言脏者，指肝、肾。凡言腑者，指膀胱与胆也。

或左或右，邪气反缓，正气即急。气虚之处，邪即入之，不能拘定左右也。后世指左为血、右为气之说，太谬矣。正气急者，言正气虚，引邪入内甚急也。故曰邪气反缓，甚言虚之为害也。

邪在于络，肌肤不仁。络者，经脉之分派也，由经而分为络，由络而分为孙络，乃达于皮肤，所谓毛孔也。不仁者，搔之不知痛痒也，初起之候，邪在表也。

邪在于经，即重不胜。经，各脏腑之大筋也。风入则气血不运而无力，不能举持重物也。

邪入于腑，即不识人。考《内经》：胆病则目锐眦痛，膀胱病则目似脱，

---

❶ 风：《金匮要略》作"寒"，下句"寒风相搏"中的"风"同。
❷ 浮：《金匮要略》作"迟"。
❸ 浮则为风：《金匮要略》作"迟则为寒"。
❹ 营虚：《金匮要略》作"荣缓"。

故不识人也。

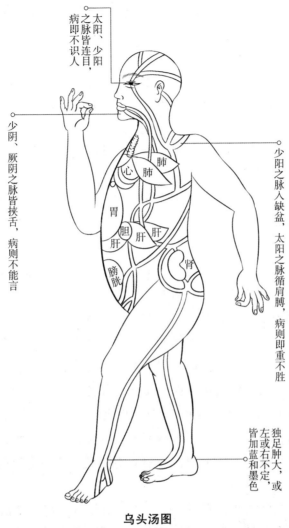

太阳、少阳之脉皆连目，病即不识人

少阴、厥阴之脉皆挟舌，病则不能言

肺
心肺

胃
胆肝
肝肝
膀胱

肾

少阳之脉入缺盆，太阳之脉循肩膊，病则即重不胜

独足肿大，或左或右不定，皆加蓝和墨色

乌头汤图

绘肝、肾二脏之脉，同到舌本，所谓入脏，舌则难言也。胆与膀胱之
脉，同到目，所谓入腑，即不识人也。于膀胱脉过缺盆处，注明即重不
胜，色皆用蓝，风也。肝肾二脏内和以淡墨，风到阴脏，即变寒也。肘膝
皆加以蓝，骨节痛也，所谓历节也。

邪入于脏，舌则难言。考《内经》：肾脉挟舌本，肝脉入颃颡，络于舌
本。风入则舌必强直，重者曰中风不语，轻者语言謇涩也。观于此，则入脏主
肝肾而言，更无疑矣。

独足肿大，胫冷。此阳气本虚，风邪乘之，不能达于下，故胫冷足肿。
独肿者，或左或右，随其病之偏重也。此寒而兼湿，湿而兼虚，津液水气皆下注于足也。兼证至此，极重之候也。

黄汗出。《金鉴》所谓湿盛发于中也，亦兼证也。然病势至此，脾阳已败，风寒水湿齐发，无可为矣。

乌头汤

麻黄三两　准今法三钱，煮　芍药三两　准今法三钱　黄芪三两　准今法三钱　甘草二两　准今法二钱　川乌五枚　准今法二枚，切片，用蜜半斤煮留一半，即去乌头

上五味，先煮四味，水三升，煮取一升，去滓，纳蜜，更煎之，服七合。不知，尽服。

经文虽有简脱，而后世所谓口眼牵斜、左瘫右痪、中风不语等名，已概包举无遗矣。

川乌，川中所产之乌头，附子之母也，辛热性雄，走而不守。辛能驱风，热能驱寒，脏腑经络，无所不到，故用为君。麻黄生煮，只去浮沫，功专发汗；若煮过，去原汤再煎，则发汗之力少，功在透骨节，通经络也，故用为臣。二味合力，性雄气猛，则风邪断不能存矣。此药攻病，如兵凶战。危当用人参以保元气，而用黄芪者，盖人参之性，周流运行，用之则同川乌、麻黄行于周身矣，不能坐守宫城也。黄芪守而不走，正可保全中气，如大兵剿寇，鼓声震天之时，必保守城郭以固根本。佐以芍药、甘草者，芍药酸寒，甘草甘缓，一以节制营气，不至汗脱，一以保守阴络，不至血溢也。用蜜煎者，既可化乌头之毒，而又缓其药力，使之搜岩觅穴，无隙不到，一举而清明矣。此治中风初起之法，非治积年旧病也。

治旧病、久病之法，亦不外此。久病则邪不在表，骨节、经络之中，凝闭更甚，用白花蛇、天仙藤、桑寄生以透之，即此方麻黄之意也。久病必更虚，当人参、芪、术并用，即由黄芪而推之也。治风先治血，当加丹参、当归。久病则骨枯，用虎骨、熊骨、牛髓以润之。久病则筋缩，用牛筋、乳香、羚羊角以舒之。细络久闭，用丝瓜络、当归须以开之。风归于肝，变外风为内风矣，用全蝎、僵蚕以追之。寒入于肾，变为沉寒，桂、附并用以温之。风逼痰涌，痰中裹风，用半夏、胆南星以利之。内风扰胃，则胃必燥，加玉竹以滋胃阴。寒冲于上，则肺热，加麦冬以清肺火。此近时大造丸方之大略。汗牛充栋之书，惟此方不悖于古，故特表而出之，虽未知出于何人，其深明《金匮》之旨者欤？

总之，此篇为中风证也。历节者，病之始；半身不遂者，病之成也。

经文既以中风冠首，故后世皆归中风门内而不深言历节也。《临证指南》《景岳全书》诸法皆备，无不从此法化出，皆可择用。他书之主火、主气者，皆邪说也，切不可信。

大建中汤

治心胸中大寒痛，呕不能饮食，腹中寒，上冲皮起，出见有头足，上下痛不可触近。《金鉴》注曰：心胸中大寒痛，谓胸中连心❶大痛也。曰大寒痛者，必有厥逆、脉伏等证也。呕，干呕也。不能饮食者，寒甚拒格不下也。又曰腹中寒者，指当脐而言，属太阴，仍是中焦之病也。上冲皮起，出寒结为形皮高于肉也。见有头足者，其形如有一物也。

蜀椒二合 准今法一钱，炒出汗 干姜四两 只准今法二钱 人参二两 准今法二钱

以水四升，煮取二升，去滓，纳胶饴一升准今法一两，煮取一升，分温三服，饮粥温覆。

观于此，则知实有心疼之病，至急至危，非可概以胃脘痛例之也。包络代心受病，包络病即心病也。若寒入心脏，君火一灭，顷刻死矣，尚能待治乎。中焦之脉会于包络，相为表里者也，故寒邪易于侵入中焦之气，发于心脾，即营气之本也。寒邪郁积于中焦，则脾胃亦困，营气不行，正愈馁而痛愈甚矣。寒气循脾脉下注于脐之四围，则腹中亦痛，上下皆不可触近。上指胸，下指腹也。脐上属包络，脐之四围属脾，皆主中焦。愚绘此图，使寒气从脾内布出，恐人因一腹字，误疑为厥阴证也。川椒辛热性雄，破寒最速，其形似心，去核用壳，又似包络，炒而用之，专取其气，用以为君。干姜脾胃之药，辛热散寒，气烈味峻，用以为臣。二味合力，无不破之寒矣。加人参斡旋元气，助椒、姜以驱邪，又不至因散而损气也。大烈大辛之药，加饴糖以濡缓之。药味过辛，又借饴糖之甘以调和之。且饴糖能生营气，寒邪锢闭，营气久不得舒，得饴糖之柔润甘浓，同气相生，则闭者复充矣。营气充，斯胸中之大气运矣。故曰大建❷中汤也。

汪讱庵先生曰：阳受气于胸中，阳虚则阴邪得以中之。阴寒之气，

---

❶ 胸中连心：《医宗金鉴·订正仲景全书金匮要略注》作"腹中上连心胸"。

❷ 建：原作"健"，据方名改。

横格于中焦，故见高起不可触近之证。

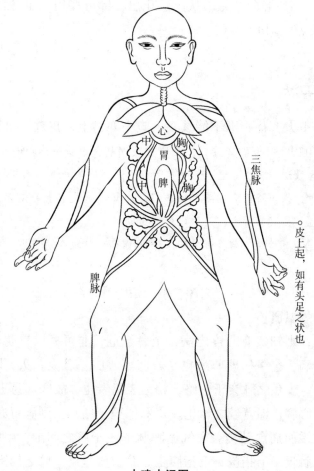

大建中汤图

　　此中焦病也。膻中以下，阑门以上，皆属中焦，心脾胃主之。其脉与包络会，故寒甚则心痛也。绘心、脾、胃、脐，再绘三焦脉连包络处，并脾经绕脐之脉。胸中作朵云形，寒气结闭也。并作一如有头足之状，上染浓墨，余皆以淡墨渲染。

　　心脾之系，皆系于背，痛甚则寒气内侵，必有心痛彻背、背痛彻心之证矣。赤石脂丸所主是久病，此方所主乃暴病也。

黄土汤

　　下血，先便后血，此远血也，黄土汤主之。远血，指胃与小肠之血也。小肠有寒者，其人下重便血。《金鉴》注曰：小肠有寒，则气不上通，血无主气而妄行矣。又曰：古之所谓阴结也。黄尊素先生曰：寒则血凝，则不能归经，故随大便而出也。

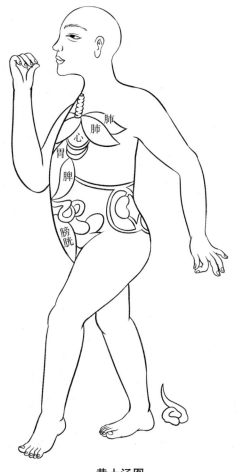

黄土汤图

绘脾、胃、大小肠、肾形。遵经意，胃之下脘及小肠内，皆染淡墨，加以紫条，远血之状，即阴结之状也。小肠阴气下凝，则火逼于上，胃之上脘，当加淡红，而脾、肾皆加以淡墨。盖脾肾不寒，小肠不至阴结也，所以用附也。大肠与肺皆因血枯而燥，有微火，亦加微红，所以用黄芩也。

黄芩三两　准今法三钱　干地黄三两　准今法三钱　白术三两　准今法三钱　附子三两　准今法三钱，制　阿胶三两　准今法三钱　甘草三两　准今法三钱　灶中黄土半斤　准今法一两

上七味，以水八升，煮取三升，去滓，分温二服。

阴结，脾阳不运也，虽未明言，观方中用白术可知也。脾阳何由不

运？由于命门真火，不能熏蒸，当责在肾，观其用附子又可知也。二味合力，已足破阴凝之气矣。而必以灶下黄土为君者，盖灶下燃薪，釜中饭熟，即命门之火，上熏脾土，胃中饮食，自化之理。脾，犹釜也；火，犹薪也；胃，釜之内也。灶下之土久为火炼，土之本体又得火之真精，其气入内，无阴不开，无瘀不散。小肠之凝寒一开，瘀血自散而归经矣。又恐血为火蒸，热而妄动，未免沸腾，加生地之至纯至静，以滋养之，不但旧血宁谧，新血又随之而生矣。再加阿胶之粘腻，使之留而不脱，则便血自止。阴气久聚于小肠，阳气必格拒于上下。上而贲门，又上而膻中；下而大肠，又下而广肠，皆有浮火。血虚液干，火又易生，用黄芩以双清之，并以消附子、黄土之燥烈，而归于和平也。此化血、留血之方，非活血也，不用芎、归而用阿胶，大旨昭[1]然矣。

大黄附子汤

胁下满痛，发热，其脉紧弦，此寒也，宜温药下之。胁下者，肝部也。原本作偏痛，偏痛者，一脉痛。满痛者，两胁皆痛而胀满也。有轻重之分，非二证也。此由肾中阴寒浊气，上传于肝，故其脉弦紧。紧为寒。弦，肝之本脉也。由肝侵脾而传胃。胃主肌肉，寒积内壅，阳气外逼于肌肉，故发热也。上文所谓脉大而紧者，阳中有阴，可下之，文意直贯此节，加一大字，其为实邪益明矣。

大黄三两　准今法三钱　附子三枚　准今法三钱，制　细辛二两　准今法二钱

上三味，以水五升，煮取二升，分温三服。若强人，煮取二升半，分温二服，服后如人行四五里，再进一服。

此肾、肝、脾、胃同病也。肾为寒水之脏，真阳偶虚、偶闭，则气从阴化而为寒气也。肝为肾之子，故先受之。肝亦阴脏也，阳气不能化之，凝聚于内，本非外寒，故不能用。少阳上散也，循本经而起，积于胁下，故痛也。积而不散，故病且满也。外无泄路，必侵于脾，由脾入胃，胃中之阳气，不能敌肝、肾两处之阴邪，逼而外散。胃主肌肉，故周身发热矣。胃受寒侵，则饮食不能悉化，多变为痰，痰中又裹寒气，

益聚益壅，在肝、肾为无形之气，在胃则为有❶形之积也。脉紧为寒，本文曰脉弦紧，指肝中寒郁而言。上文曰脉大而紧，指胃中积满而言也。寒气可温而散，故主附子。寒积非下不可，故加大黄也。然病根不拔，去其旧积，则新寒旋起，必须从肾中散之。使以细辛，乃少阴之散药也，同附子入肾，使在脏之阴凝浊气循经外散，一扫无存。如深涧幽谷，太阳照之，温风吹之，溟蒙之寒雾自开矣。肾邪散，肝邪自开，断无用青皮、香附之理也。

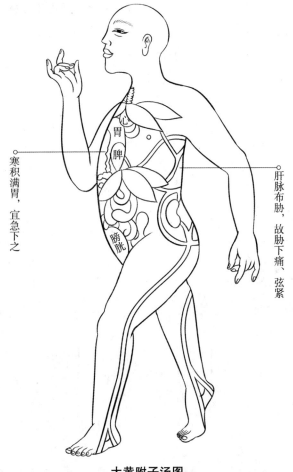

胃
脾

膀胱

寒积满胃，宜急下之

肝脉布胁，故胁下痛、弦紧

大黄附子汤图

　　此肾寒也。绘肾与肝通之脉。肾中填浓墨，循经至肝。肝里浓墨，肝外薄墨，布满胁间。由肝入脾，脾里薄墨，胃内与小肠皆以墨间黄，积上脘又杂红，积寒逼火聚，所以用下法也。上身外界加微红一线，所谓发热也。

———————————

❶ 有：原脱，据清抄本补。

麦门冬汤

治火逆上气，咽喉不利。咽喉属肾，凡疼痛，多属肾热，今只言不利，而不曰疼痛者，知病在上也。喻嘉言先生曰：此胃中津液枯燥，虚火上炎之病。胃气者，肺气之母也。胃阴不足，故虚火上炎❶，气随火而上逆矣。肺阴被烁，津液不行，结为粘涎，贴于咽喉，故不利也。呼吸不灵，其逆益甚。盖津液非气不化，非化不流，不流则耗，耗则燥，燥则生火，乃虚热之病，非实火也。

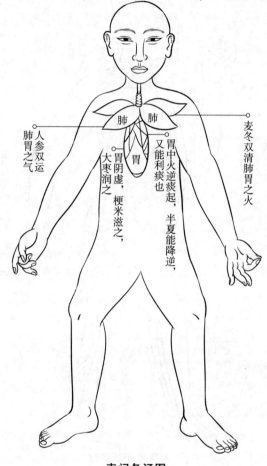

人参双运肺胃之气

肺 肺

胃阴虚，梗米滋之，大枣润之，

胃中火逆痰起，半夏能降逆，又能利痰也

胃

麦冬双清肺胃之火

麦门冬汤图

只绘肺、胃、咽喉。胃内作火势上逆状，加淡红色，上脘间以黄痰凝结之状，肺内亦然。咽喉作双管，内填深黄和红加粉，作粘涎状，所以不利也，外以薄红逼之。

❶ 炎：原作"火"，据上文改。

麦门冬七升　准今法一两　半夏二升　准今法三钱　人参三两　准今法三钱　甘草二两　准今法二钱　粳米三合　准今法五钱　大枣十二枚　准今法四枚

以水一斗二升，煮取六升，温服一升，日二服，夜一服。

麦冬甘寒之品，味重质浓，故主心、肺、脾、胃燥火之病，生津最速而不伤胃，非芩、连苦降之比也，故用为君。胃阴之枯，非谷气不生，用粳米以滋之。土味本甘，加大枣之纯甘味浓，津液自生。二味为臣，稼穑作甘之法也。阴精之不足，由于胃气之不运，佐人参、甘草以运动之。阳生阴长，一定之理也。津液生则虚火退，病之本已去矣。尚未降其逆气、利其咽喉也。此气之逆责在胃，不责在肺，非桑皮、白蔻之所能降也。使以半夏，气辛而降，味滑而利，辛能散火，降能止逆，滑利能去痰涎，则咽喉自清矣。

喻嘉言先生所谓善用半夏，擅古今未有之奇者也。后人遇此证，必用白蔻、桑皮以降肺矣，不知白蔻性热，桑皮性燥，再伤其阴，而肺痿成矣。再用芩、连以清火，胃气一败，食随气出矣。凡兹病情疑似，庸医所必误者，皆不得不为指出。市井之医，仅看《寿世保元》者，原不足论。独怪李东垣清燥汤一方寒热杂投，燥散并用，亦深可鄙矣。

大半夏汤

跌阳脉浮而涩，浮则为虚，涩则伤脾，脾伤不能磨，朝食暮吐，暮食朝吐，宿谷不化，名曰胃反。《金鉴》注曰：跌阳脉见浮而涩，浮以候胃，涩以候脾。浮而无力为胃虚，涩而有力为脾伤。胃虚脾伤，则不能消磨水谷，故朝食暮吐，暮食朝吐，所吐者仍然不化之宿谷，故曰胃反❶也。下文曰脉紧而涩，其病难治，紧为寒胜，涩为液竭也。

半夏二两，洗浣用　准今法五钱　人参三两　准今法四钱　白蜜一斗　准今法二两

上二味，以水一斗二升，和蜜，扬之二百四十遍，煮药，取一升半，温服一升，余分再服。

《金鉴》注曰：吐不离乎呕，故曰胃反呕吐。用半夏助燥气以消谷，人参补元气以安胃，白蜜入水扬之，使甘味散于水中。水得蜜而和缓，

---

❶　胃反：原作"反胃"，据《医宗金鉴·订正仲景全书金匮要略注》乙正。

蜜得水而淡渗，胃和气降而呕吐自止矣。

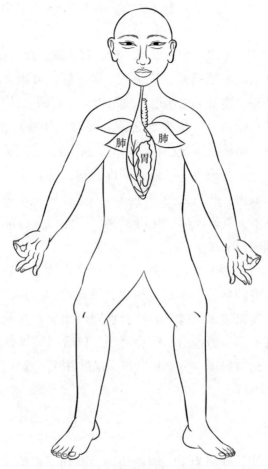

大半夏汤图

绘脾作缩小屈曲状，涩也，伤也。绘胃作胀满状，浮也，虚也。总是阴阳皆虚，清浊不分耳。胃内作荷叶纹，夹双钩条，作上逆、吐食状，以墨和微珠渲之，浊逆之气非大寒也。

又曰：呕家不宜甘味，而用白蜜者何也？不知胃反自属脾虚，经所谓甘味入脾，归其所喜者也。况君以半夏，味辛而降逆❶，佐以人参，温气而补中，胃反可立止矣。

人参虽补气之药，而周流健运无所不到，各随所引以奏功也。同半夏则降上逆之气，同白蜜则生内竭之阴。胃气降则不浮，脾阴足则不涩。

---

❶ 降逆：《医宗金鉴·订正仲景全书金匮要略注》作"止呕"。

胃平脾畅，元气顺行，饮食亦随之下矣。真神方也。而历❶世从不一用，纷纷立说，主寒、主火、用补、用泄。主寒者用丁香、柿蒂，胃阴多竭。主火者用黄连、知母，脾阳多败。主补者壅，主泄者伤，各执一偏之见。然人身之脏腑、阴阳、寒热，各有不同，又多兼他经之证者。《临证指南》治法不一，亦各存其说可耳。无奈《寿世保元》邪书一出，又不知有温、凉、补、泄也，全用槟榔、乌药、青皮、木香、苏子、白芥，戕人元气，立见消亡，而《经验良方》中所列之方，尤为酷烈，更为人所易信，不敢不指明也。

呕吐，病在膈上，思水者，猪苓散。散水气也。

呕而发热者，小柴胡汤。和表里也。

呕而脉弱，厥逆者，四逆汤。回阳气也。

呕而胸满者，茱萸汤。抑肝阴，助胃阳也。

呕而心下痞者，半夏泻心汤。补正气，降逆气，清浮火，涤痰饮也。

干呕，吐涎沫，头痛者，茱萸汤。泄肝寒，不使犯胃也。

干呕而利者，黄芩半夏生姜汤。调阴阳，和中焦也。

食少即吐者，大黄甘草汤。开下路也。

吐而渴欲饮水者，茯苓泽漆汤。驱停水也。

哕逆者，橘皮竹茹汤。涤痰饮也。

本篇治法详备，历观诸方，有丝毫破气之药乎？彼市井操刀之辈别有肺腑，原非斯人之同群，不必与辩。读书明理之士，见此可深长思矣。

大黄䗪虫丸

治五劳七伤，内有干血，肌肤甲错，两目黯黑。《金❷鉴》注曰：此劳伤之证，而有瘀血者也。瘀之日久，则必发热，热涸其液，则血干于经隧之间，愈干愈热，愈热愈干，而新血皆损。人之充养百骸，光华润泽者，只借此血。血伤则无以沃其肤，故甲错也。目得血而能视，血枯则无以养其神，故黑黯也。仲景洞见此证，补之不可，凉之无益，故立此方。喻嘉言先生曰：虚劳一证，《金匮》归入血痹之下者，言劳则必伤其血也。营血伤则内热起，五心常热，目中生花，耳内蝉鸣，口舌糜烂，鼻孔干燥，饮食不为肌肤，骨软足酸。营行

---

❶ 历：原作"以"，据清抄本改。

❷ 金：原作"今"，据书名和文义改。

日迟，卫行日疾，营血为卫气所迫，不能内守而脱出于外，或吐，或衄，或出二阴之窍。血出既多，火热进入，逼迫熬煎，漫无休止，以致血痹不行，不脱于外而蓄于内。蓄之日久，周身血走之隧道，悉痹不流，惟就干涸，皮鲜润泽，面无荣色。于是气之所过，血不为动，蒸为阴火，或日晡，或子午必甚，始必干热，久蒸则汗出而热暂解，多汗液枯，瘵病成焉，不死何待也。又有先因吐❶血，后成血痹者，盖其血日去日少，难于流布，发热致痹，尤易易也。今日最多此证也。

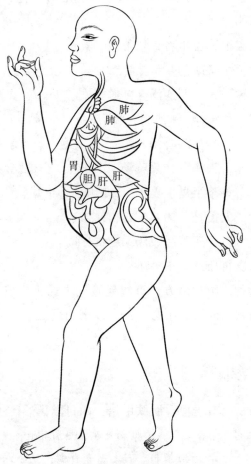

大黄䗪虫丸图

　　绘其人作枯瘦形，肘膝上加碎点，肌肤甲错也。心、肺、胃、食气管，皆加深紫色，瘀血结闭也。命门之火、少阳之火，无不上炎心肺，于相通脉内，着以红色。胸中膈上，满布淡红。肺叶作上翻状，盖此证未有不咳嗽者也。详注于后。

❶ 吐：《医门法律》作"脱"。

大黄十两，酒蒸　准今法二两半　桃仁四两，去皮尖　准今法一两　杏仁四两，去皮尖　准今法一两　黄芩二两，炒　准今法五钱　甘草三两　准今法七钱　芍药四两，炒　准今法一两　地黄十两，干　准今法二两半　干漆一两，炒　准今法五钱　虻虫一两半，炒　准今法七钱　水蛭百枚，炒黄　准今法二十五枚　蛴螬一两半，炒　准今法七钱　䗪虫一两，炒　准今法二钱半

上十二味，为末，蜜丸，如小豆大，酒服五丸，日三服。

《金鉴》注曰：血主濡之，故以地黄为君。坚者削之，故以大黄为臣。统血者，脾也。脾欲缓，急食甘以缓之。酸苦涌泄为阴，又以芍药、桃仁为佐。咸走血，苦胜血，又以干漆之苦、四虫之咸为使也。虻虫、水蛭皆食血之物，即已干之血，无不破者。为丸缓服，使瘀血徐徐化去，峻猛中之王道也。夫浊阴不降，清阳不升，瘀血不去，新血不生。今人一遇劳证，便用滋阴之药，服而不效，坐以待毙，术岂止此耶。

按：此证无不咳嗽者，与妇人经闭之嗽相同。盖血瘀则必生阴火，心火炎肺则嗽，胃火熏肺则嗽，犹其近者也。肾虚水不制火，相火上而克金。少阳之火亦随之升，则嗽无已时矣。嗽声自脊而上者，肾病重；自胸而上者，胃病重也。益嗽益干，益干益嗽。此方本文下未言及，诸大家亦未注及，各列于《咳嗽门》中，《景岳全书·内伤咳嗽》中第三条、第五条是也。《医门法律》中伤肾之咳，营卫两虚之咳，心火刑肺之咳皆是也，并当移于此方条下，参以琼玉膏等法，挽留躯命，徐图施治。若嗽声如破锣而音哑，是劳虫已成。所谓蛊也，急用獭肝散、天灵散等法以追之。蛊不出，治亦无益也。原文虽有五劳之名，其实色劳居多，先吐血而后成血痹者更多。贫家劳力之子从无此病。患此病者皆缙绅富室，聪明子弟也，多在初婚一二年内，读书作文，攻苦者为甚。未婚之前，私看淫书小说，心荡神弛，精离本位，昼有所见，夜必遗精者为更甚。初而咳嗽，视为风寒，继而痰中带血，继而大口吐血矣。纵有良医，亦不过阿胶、柏叶取效一时而已。况近时之治法，多以杏仁、枇杷叶降肺，二冬、丹皮清火。用之一效，而肺气陷焉，用之再效，而胃气败焉。逢春必发，逢夏必甚。一二年后，血不吐而面色黧黑，是瘀血渐干，血痹已成之候也。其死必在冬至之后，盖阳一升，命关全空，心肺如焚，阴阳两竭矣。孽由自作，无甚足惜。读书子弟可不凛少时之戒哉。

《医门法律》本方论后附百劳丸方，云系许州陈大夫所传长沙遗方也，主治相同，药味稍为和平。遇明理之家，有肯服者，治妇女经闭，瘀血在胸，发热咳嗽者，用之立效。附录于此，以资实用。

当归一钱　乳香一钱　没药一钱　虻虫十四个，去翅、足，酒炒　水蛭十四条，酒炒　人参二钱　生大黄二钱

共为细末，炼蜜为丸，如绿豆大，每服十丸，一日两次，以扬过百遍开水送下。

小建中汤

虚劳里急，悸，衄，腹中痛，梦失精，四肢酸疼，手足热，咽干口燥。"衄"字上当有"吐"字。细玩本病，其虚已甚，未有不吐血而能至是者，必有脱文也。凡虚劳证，未有不由营气不足者也。喻嘉言先生《营卫论》曰：卫气昼行于阳二十五度，营气夜行于阴二十五度，并行不悖，无时或息。营中有卫，卫中有营，同条共贯，无时或离。劳病初起，必先阴虚，阴虚则火生，火生则血耗，血耗则不能运动，营行日迟，卫行日疾，血不配气，每一周流，必有所聚，聚之既多，非吐即衄矣。血虚则必失所养，如鱼之离水，故悸。悸者，惊惧不安也。营气虚，则卫气不能行于阴络，腹中阴气孤行，又作痛而里急也。营气主血脉，虚则不能常达于四肢，故酸痛而手足热也。阴虚火动，上炎心肺，咽干口燥，下入命门，相火妄动，而又遗精也。凡兹虚劳初得，未尝无虚火，用麦冬、元参、丹皮，可取速效，丹溪之说所以易行也。

桂枝三两　准今法三钱　甘草炙　三两　准今法三钱　大枣十二枚　准今法四枚　芍药三两　准今法三钱　生姜二两　准今法二钱　饴糖一升　准今法五钱

上六味，以水七升，煮取三升，去滓，温服一升，日三服。

桂枝味辛而甘，气味俱厚，阳中有阴，专行营气，风寒外感用之者，以营气本为外邪所困，助其营气，外邪散而汗随之出也。若本无外来风寒，则只助营气，并不到表，非同麻黄、葛根使平人动汗者比。况虚劳本属营虚，叻❶之使之适配卫气而止，何动汗之虑哉？况又加以濡缓之药乎？营气者，血中之气也，得桂枝之辛温以行之，加饴糖之甘润以灌之，而后可以周流也。然二味之流动过速，能行血中之气，不能生气中

---

❶ 叻：疑为"助"字。

之血。大枣纯甘，味浓质厚，合桂枝、饴糖，濡其血，滋其液，有随流随生之妙用焉。犹恐其行之太急，而或动汗也，加甘草以缓之，芍药以敛之，则不缓不急，有追随卫气之功，而无越过卫气之弊。再佐生姜，使卫气一动，与营气两相和合，则阴顺阳平，虚火不生，而口燥咽干、遗精、手足发热，诸证皆退矣。血能配气，无所瘀留，吐衄皆止矣。血能养心则悸平。阳气达于阴络，腹疼里急皆缓也。营气属心脾二脏，营气足则脾阳达于四肢，又何酸疼乎。合之为稼穑作甘之大法，养胃健脾之圣剂。佐以微辛，胃口自开，饮食有味，心脾既和，中焦之大气自复，故曰建中。《虚劳门》中，千变万化，无出此理，请细读《医门法律》可也。

黄芪建中汤

主虚劳里急，诸不足。诸不足者，兼前证而言，又不仅有前证也。必有自汗、盗汗、憎寒发热，种种表虚之候，是卫气亦衰也。重言里急者，必有广肠气陷，如利之状，下气频泄，大气将散之候也。

照小建中汤原方，加黄芪一两半准今法二钱。

《金鉴》注曰：里急脉虚，腹中当引痛也。诸不足者，阴阳诸脉俱不足，而眩悸喘喝、失精亡血等证，相因而至也。急者缓之以甘，劳❶者补之以温，充虚塞空，非黄芪不可也。

喻嘉言先生《营卫论》曰：卫气衰则身寒、汗出，营气衰则身热、吐血、衄血。前方桂枝为君，是专行营气；此方黄芪为君，又兼补卫气也。前方养血，以退热为要；此方补中，以固气为先也。虚劳而至于里急，中气陷矣。黄芪大补中气，升多降少，正合《内经》陷者举之之义，壮其卫气，又无汗脱之虑也。仍与桂枝并用，俾营卫偕行，气血相配。借饴、枣之浓润，以收摄之。气壮血活，不至有阴阳相离之患矣。味仍纯甘，不失荣养脾胃之本旨也。

桂枝加龙骨牡蛎汤

脉得诸芤动微紧，男子失精，女子梦交。芤者，浮大中空，失血之脉

---

❶ 劳：《医宗金鉴·订正仲景全书金匮要略注》作"不足"。

也。微，虚也。紧，寒也。动者，火陷木中而妄动也。大陷于下，相火妄动。寒搏于中，心神失守。二火交动，情欲易起，神魂不安，阴邪乘之，必有失精、梦交之病也。即上二节所谓气脱，虚寒相搏所致也。

桂枝三两　准今法三钱　芍药三两　准今法三钱　生姜三两　准今法三钱　甘草二两　准今法二钱　大枣十二枚　准今法四枚　龙骨二两　准今法二钱，煅　牡蛎三两　准今法二钱，煅

上七味，以水七升，煮取三升，去滓，分温三服。

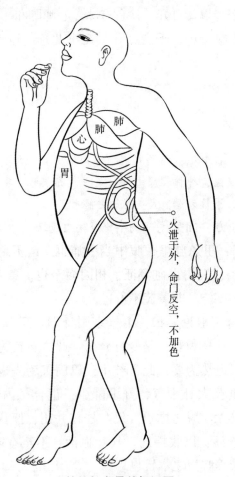

桂枝加龙骨牡蛎汤图

绘肾形，命门中空。心肾交通管内，填红色，直入于心，而心上反罩黑色，所谓虚寒相搏也。心下作微火下注之势。再从肾中绘一精管，加红色，直通前阴，遗精之象昭然，所以用龙骨、牡蛎也。胃外、胸中布淡墨，作寒气，所以用生姜、桂枝也。

上二方所主之证，在阴阳神气间，无迹象可求，不敢绘图，故止绘

此一方。

　　虚寒相搏，而兼以相火妄动，以治寒为先者，盖寒开则火自安也。故仍用桂枝、生姜，双和营卫，使阴阳舒畅，寒气自消也。不用饴糖者，以上文有腹满、溏泄之证，恐再滑其大便也。不用黄芪者，以本有喘喝之证，恐再升其气也。仍用芍药以敛阴，甘草、大枣以缓中。当阴阳相搏，正气急促之时，缓即是补，况益以甘乎。相火虽炽，乃无根之孤阳，投以知母、黄柏，则立减矣。故龙骨、牡蛎并用，以急涩其精也。上可赖以安神，下可赖以固肾，外可赖以敛汗，内可赖以涩肠，使之阴平阳秘，庶可挽留性命，以徐图调理也。

方剂索引

（按笔画排序）

伤寒论大方图解
金匮要略大方图解

方剂索引